L'ART D'ACCOUCHER.

TOME I.

L'ART D'ACCOUCHER,

PAR G. G. STEIN,

PROFESSEUR A L'UNIVERSITÉ DE MARPOURG;

TRADUIT DE L'ALLEMAND SUR LA 5e. ÉDITION,

PAR P. F. BRIOT,

Docteur en Chirurgie, ex-Chirurgien de première Classe aux Armées, Professeur d'Anatomie à Besançon, Correspondant de la Société de l'École de Médecine de Paris;

AVEC VINGT-QUATRE PLANCHES:

SUIVI

D'UNE DISSERTATION

SUR

LA FIÈVRE PUERPÉRALE,

PAR J. CHARLES GASC, Professeur en Médecine.

PREMIERE PARTIE. *THÉORIE.*

A PARIS,

Chez
- CROULLEBOIS, Libraire, rue des Mathurins, N°. 398.
- BOSSANGE, MASSON ET BESSON, Imprimeurs-Libraires, rue de Tournon, N°. 1133.
- GABON et Compagnie, Libraires, place de l'École de Médecine.

AN XII. — M. DCCCIV.

DISCOURS PRÉLIMINAIRE

DU

TRADUCTEUR,

Lorsque suivant la marche des armées de la république dans les pays étrangers, et cherchant à en rapporter dans le mien les connoissances que je pourrois acquérir dans l'art de la médecine, je lus le *Traité allemand de Stein* sur les accouchemens, je ne tardai pas à m'apercevoir de son mérite : dès-lors, je songeai à en donner un précis ; mais à mesure que j'avançai dans sa lecture, j'y remarquai une précision, une originalité et une réunion de choses qui me déterminèrent à en entreprendre la traduction.

Quoique assez généralement on regarde une traduction comme un ouvrage de peu de mérite, et qui ne rapporte à son auteur ni gloire ni avantage, il n'en est pas moins vrai que celui qui traduit un bon ouvrage, rend service à la société. De même que le commerce, la littérature et les sciences s'enrichissent par des échanges, et sous le rapport des lumières comme sous celui des productions, les divers pays ont besoin les uns des autres : les hommes qui les parcourent recueillent de nouvelles idées dans leurs communications avec les savans qui les habitent, ils les rapportent dans le leur ; et ce genre de conquêtes qui ne coûtent ni larmes, ni sang au vaincu, est souvent le seul réel dédommagement que le vainqueur retire des sacrifices que ses victoires lui ont coûté. Si nous nous sommes trouvés dans un moment où tout étoit dirigé vers les conquêtes que l'on n'obtient que par la destruction des hommes, tâchons de le faire oublier par le récit de celles que nous cherchions à faire pour leur conservation.

Sans doute, on ne peut refuser aux Allemands le mérite d'avancer les progrès des sciences qui sont basées sur l'observation et l'expérience ; c'est un avantage qu'ils doivent à la vie méditative et à l'esprit de recherches constant et infatigable qui les caractérisent : aussi les médecins Allemands ont-ils toujours joui d'une grande réputation, et leurs noms figurent-ils honorablement sur le catalogue de ceux qui ont travaillé avec succès aux progrès de la médecine ; peut-être même dans le moment actuel, n'est-il pas de nation qui puisse se vanter de réunir un aussi grand nombre de bons auteurs, et sur-tout d'auteurs classiques. Si les jeunes gens qui publient des productions dans lesquelles on ne trouve que des choses que l'on peut lire ailleurs que dans leurs ouvrages, réfléchissoient à la riche moisson que l'on peut faire dans ceux des Richter, des Hufeland, des Sœmering, des deux Franck, des Brambilla, des Schreyel, des Pfaff, des

Veikard, des Selle, des Hildebrand, des Loëfler, des Boer, des Vickman, des Eyerel, des Burserius, des Girtanner, des Smucker, des Blumenbach, des Tode, et de tant d'autres ; sans doute ils préféreroient s'occuper au genre de la traduction, qui, quoique ingrat sous bien des rapports, présente à celui qui s'y livre, l'avantage de joindre ses idées à celles de l'auteur qu'il traduit, et de réunir ainsi dans un seul livre, ce qui pourroit ne se trouver que dans deux, plutôt que de compromettre leur gloire en publiant prématurément des productions que, dans un âge plus avancé, ils regrettent d'avoir mis au jour. Si c'est en partie de cette manière que les Coray, les Bosquillon, les Corvisart, les Mahon, les Alibert, les Léveillé (1), se sont fait un nom et ont acquis de la célébrité, pourquoi le même travail ne garantiroit-il pas les mêmes succès ?

Une des premières idées que j'ai dû avoir en m'occupant de cette traduction, a été d'y ajouter quelques notes ; et j'avoue que peu d'ouvrages m'ont paru en avoir autant besoin que celui-ci, à raison de son extrême laconisme et de l'obscurité du texte en certains endroits : il paroît que l'auteur a voulu se réserver beaucoup de choses à dire dans ses leçons particulières ; et c'est en cela que diffère le grand ouvrage du

(1) Traducteurs d'Hyppocrate, de Cullen, de Bell, de Stoll, de Pasta, de Brounn, de Scarpa.

professeur Baudelocque, dans lequel l'auteur a donné aux choses un dévelopement qui ne laisse rien à désirer. Mais n'ayant point encore assez pratiqué l'art des accouchemens, et ne voulant pas répéter ici ce que l'on peut trouver ailleurs, j'ai cru devoir me borner à une simple traduction; me réservant d'ajouter des notes à une seconde édition, si celle-ci obtient en France une partie de la faveur que l'ouvrage a eu en Allemagne et en Italie (1).

Disciple de Levret et de Rœderer, Stein jouit en Allemagne de la réputation du premier accoucheur. D'abord il professa, avec le plus grand succès, l'art des accouchemens à Cassel, puis à Marpourg, où il forma une école, à laquelle la réputation du professeur, la facilité de s'y instruire, et la réunion de tous les objets relatifs à cet art, attirèrent un concours nombreux d'étudians, tant de l'Allemagne que des pays étrangers. L'ouvrage que je traduis servoit de guide à l'auteur dans ses leçons publiques; il y enseigne en partie les principes de Levret, mais il leur imprime un caractère propre, et donne souvent des choses vraiment neuves et originales.

On trouve en tête des deux volumes qui forment cet ouvrage, deux préfaces assez courtes,

---

(1) Cet ouvrage a eu cinq éditions en Allemagne, dans l'espace de peu d'années, et le célèbre Monteggia, professeur en chirurgie à Milan, en a donné une traduction italienne, qui est l'ouvrage élémentaire que l'on suit dans la plupart des écoles d'Italie.

dans lesquelles l'auteur ne parle que des dispositions locales de son hôpital et de son école. J'ai cru pouvoir suppléer à ces détails indifférens pour le lecteur étranger, quelques-unes des judicieuses observations que le traducteur Italien a placées en tête de l'édition qu'il a donnée, et celles qui sont le fruit de mes voyages, de mes études, de ma pratique, et surtout des savantes leçons des Nédey, des Flammand, des Plessmann, des Baudelocque, que j'ai eu l'avantage de suivre.

Parmi les différentes branches de la chirurgie, l'art des accouchemens me paroît être celle dans laquelle on parvient le plus difficilement à faire cadrer la pratique avec les préceptes théoriques, et cela, parce que les accouchemens laborieux étant presque les seuls du domaine de la chirurgie, les occasions de mettre en pratique les préceptes renfermés dans les livres, sont plus rares; et lorsqu'elles se présentent, les faits passant rapidement sous les yeux de l'homme de l'art, toute son attention se dirige du côté des secours à donner à la femme en couche; et s'il n'a contracté de bonne heure l'habitude de réfléchir et de penser, il devient incapable de raisonner sur les cas particuliers, et loin de tenir une conduite dictée par les principes, il se hâte de terminer l'accouchement par des procédés que l'art improuve.

Pour éviter autant que possible cet inconvénient, il me paroît sur-tout nécessaire que celui qui se destine à l'exercice de l'art des accouchemens, ne néglige aucun des moyens capables de faire des progrès dans la pratique ; qu'il ne laisse passer aucun accouchement, ni rien qui y soit relatif, sans en noter les moindres détails, et sans y ajouter ses propres réflexions. Du résultat de ce qu'il aura vu et appris, il pourra se former une somme de connoissances théoriques et pratiques, qui le dirigeront sûrement dans la route qu'il devra tenir. Lorsqu'il s'est ainsi fait une habitude de l'observation, pendant le tems que la nature ou l'art met à terminer un assez grand nombre d'accouchemens difficiles, il saisit un instant pour se retirer à l'écart, et noter tout ce qui arrive, jusqu'aux moindres détails. Et en réfléchissant ensuite tranquillement et éloigné de tous les objets de distraction où jettent nécessairement les cris de la femme en couche et la consternation des assistans, il détermine ainsi, dans le silence de la réflexion, les moyens à employer. J'ai regardé ces préceptes comme tellement importans, que depuis que je me livre à la pratique des accouchemens, je me suis imposé la loi de tenir note de tout ce qui est relatif aux accouchemens que je fais. Ainsi je marque l'âge et le tempérament de la femme en couche, combien d'enfans elle a eu, si ses couches précédentes ont été heureuses ou malheureuses, si elle a été long-tems dans les douleurs de l'enfantement ; je note tout ce qui est arrivé pendant la grossesse, la position dans laquelle l'enfant se présente ; j'étudie la nature des douleurs, leur fréquence, leur intensité ; j'examine la conformation du bassin, l'état et la situation de l'orifice de la matrice et de son fond, sa direction, le lieu d'insertion du placenta, le tems qui s'écoule depuis l'apparition des premières douleurs jusqu'à la sortie des eaux, de cette période jusqu'à la sortie de l'enfant. Je donne la plus grande attention à l'état des forces, et j'examine si elles sont suffisantes, ou trop fortes, ou trop foibles, pour, dans le premier cas, laisser le travail à la nature, les diminuer ou les ralentir dans le second, les augmenter ou les exciter dans le troisième. Je m'attache à reconnoître toutes les causes qui peuvent ou retarder l'accouchement ou s'opposer à sa terminaison ; l'effet des différens moyens que j'emploie, des différentes positions que je fais prendre à la femme ; enfin, je tiens note de tout ce qui arrive à la suite de l'accouchement. Si tous ceux qui se livrent avec des talens suffisans, à la pratique de cette branche de la médecine, vouloient s'occuper d'un semblable travail, il en résulteroit bientôt un code de pratique capable de diriger sûrement ceux qui se destinent à courir la même carrière.

Un autre obstacle qui s'opposera toujours aux progrès de l'art d'accoucher, c'est que cet art n'est pas susceptible d'être démontré sur le cadavre, et peu sur le vivant, parce que la main de l'accoucheur opère dans la matrice d'une manière qui ne peut être aperçue des assistans. Pour obvier en quelque sorte à cet inconvénient, on a coutume de démontrer le manuel des accouchemens sur une machine artificielle, que l'on appelle *fantôme*. Celle dont se sert le professeur Stein a pour base un squelette de femme garni et revêtu de cuir : dans le bassin est placée une matrice également de cuir, de grandeur et de forme naturelles, dans laquelle on met une poupée de peau ressemblant à un fœtus. C'est à l'aide de ces machines que l'on exécute avec la main seule ou aidée d'instrumens, toutes les opérations que peuvent nécessiter les accouchemens laborieux et contre nature. Quelquefois l'auteur se sert de fœtus naturels, ce qui n'est pas sans avantage.

Mais une manière d'exercer les jeunes gens qui étudient l'art des accouchemens avant qu'ils puissent se livrer à la pratique, manière proposée par Monteggia (1), adoptée par Camper, et qui me paroît bien préférable à la machine la mieux imaginée, est la suivante :

Elle consiste à enlever les intestins et les viscères abdominaux du cadavre d'une femme, et à couper en-dedans le vagin et l'intestin rectum au-dessus du muscle sous pubio-coccigien (releveur de l'anus) : cela fait, on place une poupée dans le ventre de la femme, on la présente à la vulve dans toutes les positions possibles, et

(1) *Alcune, osserv. prelim. del tradutt.*

on en fait l'extraction à travers la vulve avec la main ou avec les instrumens, comme on le feroit sur le vivant.

A la première extraction de la poupée sur un cadavre ainsi préparé, dit l'auteur de ce procédé, il arrive souvent que les restes du péritoine, abandonnés à eux-mêmes, forment une bride qui s'oppose à l'extraction de la tête et la rend plus difficile : mais de même qu'un second accouchement naturel se termine plus aisément qu'un premier, de même aussi le procédé recommencé sur le même sujet, réussit beaucoup mieux et s'opère plus facilement : peut-être même l exécution de ce procédé devient-elle trop facile, parce qu'il ne reste plus rien entre la vulve et l'anus, et que ces parties ne sont pas soutenues comme elles l'étoient par leur union aux parties environnantes, ce qui favorise leur déchirement jusqu'à l'anus. Au reste, ce déchirement même a son avantage, en ce qu'il donne une idée de celui qui arrive quelquefois sur le vivant. D'un autre côté, cette trop grande facilité à passer peut être diminuée en retenant intérieurement le rectum, et le fixant avec un lien aux dernières vertèbres lombaires, de manière à ce qu'il ne suive point la poupée, lorsqu'on en fait l'extraction. On laisse aussi la vessie en place, et en cela, on se comporte différemment de Camper, qui avoit coutume de l'ôter.

Les avantages qu'on peut retirer de cette manière d'exercer sur le cadavre l'art des accouchemens, sont très-grands, puisque par elle, on peut non-seulement exécuter tous les procédés relatifs au toucher et les diverses opérations, mais encore voir et juger les différentes positions du fœtus, l'effet de l'action des mains ou des instrumens; enfin, tout ce qui est relatif au passage du fœtus à travers le bassin

En s'exerçant, par exemple, à faire l'extraction du fœtus par les pieds, outre beaucoup d'autres particularitées relatives à cette opération, on verra comment la tête arrivée à la proéminence du sacrum, celle-ci forme un obstacle à sa sortie, quand elle se trouve tournée directement en arrière à son passage à travers le détroit supérieur; comment il faut la tourner et tenir le fœtus de manière que la tête soit dirigée un peu obliquement, pour éviter de rencontrer l'éminence dont je viens de parler. A la vérité, lorsqu'on néglige de donner cette situation oblique à la tête, celle-ci peut descendre directement, le milieu de la face parcourant l'éminence sacrée; et c'est même de cette manière qu'opèrent le plus souvent ceux qui ignorent la précaution à prendre dans ce cas, et regardent comme règle générale, que la tête doit sortir la face tournée directement en bas. Lorsqu'on opère ainsi la sortie du fœtus, on remarque que la tête, au lieu de descendre doucement dans le petit bassin, doit surmonter deux obstacles, et fait ordinairement deux petits sauts, dont l'un est occasionné par le choc du menton contre l'éminence sacrée, et l'autre par le nez, qui suffit quelquefois pour retenir la tête pendant quelque tems. Quoiqu'on puisse réduire ces deux sauts en un seul, le professeur Monteggia prétend néanmoins que lorsqu'on tire le fœtus la face tournée directement en bas et en arrière, quelquefois la grande mobilité du col lui donnant la facilité de se tourner un peu de lui-même, le menton et le nez quittent la convexité moyenne de la synchondrose sacro-vertébrale, pour s'engager latéralement dans le passage qui se trouve entre l'éminence de la première vertèbre du sacrum et celle formée par le muscle pré-lumbo-trochantinien (psoas), de manière que la face se trouve vis-à-vis le passage moyen entre l'éminence du sacrum et la symphise sacro-iliaque : d'où l'on voit qu'il n'est pas absolument nécessaire de tourner la face contre cette dernière symphise, c'est-à-dire, dans la direction des diamètres obliques de Deventer, comme le recommandent tous les auteurs : il y a plus, c'est que, selon le professeur Italien, il est mieux de ne le pas faire, parce que la tête devant ensuite être tournée la face directement en arrière lors de son passage au détroit inférieur, elle revient plus facilement à cette position, si on ne lui en a pas donné une si latérale.

Quoique chaque jour des sages-femmes et des officiers de santé peu instruits, retournent des enfans dans le sein de la mère, et en font l'extraction par les pieds, cette opération n'en doit pas moins être regardée comme une des plus délicates de la chirurgie, je dirai même celle dans laquelle la vie de l'individu sur lequel on opère, quelquefois même celle de la mère, sont le plus exposées : aussi Astruc conseilloit-il aux sages-femmes qui ne savoient pas retourner l'enfant et l'extraire par les pieds, de renoncer à leur état (1) : et moi je leur donnerois le même conseil pour ce qui a rapport à l'extraction de la tête. J'ai connu une sage-femme jouissant d'une certaine réputation, qui savoit si peu la conduite à tenir pour opérer l'extraction de la tête, que les fœtus lui mouroient tous dans les mains : mais instruite par une aussi malheureuse pratique, elle avoit l'adresse d'annoncer aux assistans que l'enfant devoit être déjà mort; et tandis qu'elle continuoit de tirer mal adroitement sur le col, elle faisoit appeler un chirurgien, qui arrivoit lorsque l'affaire étoit finie, c'est-à-dire, quand le fœtus étoit sorti, mais mort. Le praticien qui voudroit rappeler tous les faits semblables qui sont à sa connoissance, seroit forcé d'avouer que ce malheur est plus fréquent qu'on ne pense communément; et s'il vouloit être juste dans son calcul, il ajouteroit que les accoucheurs eux-mêmes y ont leur part.

Pour diminuer autant que possible une telle

(1) *L'art d'accoucher*, Préface.

calamité, je ne crois pas faire une chose désagréable au lecteur en plaçant ici la traduction des préceptes que donne le professeur Monteggia (1), préceptes qui méritent d'autant plus notre confiance, que cet estimable autant que savant chirurgien a la franchise d'avouer qu'il ne se croit pas exempt du reproche d'avoir occasionné la mort de quelques enfans, en voulant les retourner dans le commencement de sa pratique, et lorsqu'il étoit encore peu habitué à opérer.

Il conseille, 1°. de ne pas avoir pour la compression du cordon, les craintes que donnent tous les ouvrages d'accouchement : cette crainte peut être fondée, dit-il, mais elle me paroît exagérée, et je ne crains pas de dire que j'ai été plus heureux dans ma pratique, depuis que j'opère avec plus de lenteur. Un des plus grands chirurgiens d'Italie, le docteur Parca de Varèse, en a déjà fait l'observation (2), et en cela, je suis parfaitement de son avis. Souvent, il est vrai, par cette lenteur à opérer, les enfans viennent au monde dans un état d'asphixie, mais ils ne tardent pas à être rendus à la vie.

2°. D'employer peu de forces sur le col, mais d'agir en même-tems avec précaution sur lui et sur la tête. Chacun peut avoir observé dans sa pratique, que lorsqu'on tire sur le col seulement,

---

(1) Ouvr. cité

(2) *Saggio di osserv. chirurg.* part. 2.

on sent un craquement dans les vertèbres; et pour peu qu'on continue de tirer un peu fort, il se fait un écartement de la moëlle épinière qui donne subitement la mort à l'enfant. Lorsque l'écartement a été assez léger, et qu'il a été produit par une traction plus forte d'un côté que de l'autre, l'enfant court risque de rester paralytique du côté où le col a été plus fortement tiré. Cependant, toutes les fois que l'on sent un petit craquement dans le col, les accidens que je viens de rapporter n'ont pas nécessairement lieu.

3°. De savoir agir convenablement sur la tête : à cet égard, quoiqu'en aient dit Stein et d'autres grands maîtres, j'ai pour principe qu'on doit distinguer deux tems dans l'extraction de la tête après celle du corps : le premier a lieu lorsque la tête n'a pas encore passé le détroit supérieur, et ce tems est caractérisé par la présence du col tout entier dans la cavité du bassin. Le second a lieu, lorsque la tête est entièrement descendue dans la cavité du petit bassin, et se présente déjà au détroit inférieur : dans ce second tems, le col est entièrement hors du bassin. La conduite à tenir est bien différente dans ces deux tems : dans le premier, il est mieux que la tête ne soit pas située de manière à ce que la face soit dirigée contre le sacrum, mais bien un peu de côté; et si elle est dans cette position, il faut lui en donner une autre en éloignant un peu l'occiput du milieu du pubis, et la face de la proéminence du sacrum. De plus, il faut encore tirer la tête selon l'axe du bassin et de la matrice, c'est-à-dire, de haut en bas, et d'avant en arrière : dans ce cas, l'occiput a un peu plus de chemin à faire pour descendre. La tête descendue dans le petit bassin et au second degré de son extraction, l'occiput n'a plus à descendre, mais il reste fixé au pubis, point où la direction change, car alors on tire le col en devant et en haut vers le ventre de la femme, et on fait sortir la face en dessus dans la direction de l'axe du vagin qui se courbe en avant. Au reste, la difficulté que l'on rencontre dans l'extraction de la tête située au détroit inférieur, est beaucoup moindre que celle qu'on éprouve à lui faire franchir le détroit supérieur. On remarque souvent cette différence dans le passage de la tête aux détroits, lorsqu'on opère avec le forceps, et même dans les accouchemens naturels, chez certaines femmes enceintes pour la première fois.

A ces préceptes sur les moyens à employer pour éviter les accidens qui accompagnent souvent la sortie de la tête du fœtus après le corps, j'ajouterai quelques réflexions sur la manière de tirer sur les pieds, réflexions qui prouvent la nécessité de faire attention aux diamètres du détroit supérieur dans cette partie du procédé opératoire. Supposons, par exemple, que le fœtus présente les fesses au détroit supérieur, que le corps soit tourné en devant ou en arrière, et que les pieds se trouvent un peu au-dessus du pubis ou du sacrum, de manière que les jambes soient pliées aux genoux en bas. Dans ce cas, si on saisit les pieds, et si on veut les tirer en bas, il faut que les cuisses s'écartent du ventre du fœtus, et, pour s'abaisser, décrivent un grand arc de cercle : dans ce mouvement, l'extrémité inférieure de la cuisse ou le genou vient nécessairement heurter contre les os pubis ou contre l'éminence du sacrum qui le retiennent fortement. Or donc, pour éviter cet obstacle, il faut faire ensorte que l'évolution de la cuisse ne se fasse pas dans la direction du petit diamètre, mais bien dans celle du plus grand, c'est-à-dire, d'une iliaque à l'autre. Dans ce cas, il convient de faire décrire un quart de cercle aux extrémités du fœtus que l'on tient dans la main, ou même au fœtus tout entier, de sorte qu'après cette espèce de culbute, on tire sur les pieds avec moins de difficultés et sans crainte d'occasionner une fracture, ce qui ne peut se faire aussi facilement par l'autre procédé, et est même impossible lorsque les eaux sont écoulées depuis long-tems.

Deux genres de fractures peuvent être la suite des manœuvres maladroites ou nécessaires que l'on a exercées sur le fœtus : ces fractures dépendent de la manière dont on a appliqué les forces que l'on a employées, ce qui met une différence dans le genre de lésion ; c'est pourquoi on doit distinguer les fractures qui ont lieu par inflexion ou ou par une forte courbure de l'os qui se rompt, et celles qui reconnoissent pour cause une traction directe et violente exercée sur l'articulation. Les fractures du premier genre sont assez faciles à reconnoître et à guérir, mais le diagnostique de celles du second est toujours plus difficile, et le succès plus incertain; il y a plus, c'est que lorsqu'il n'en résulte pas la mort immédiate de l'enfant, le membre reste souvent paralytique, atrophié ou difforme; et c'est à cela que l'on doit attribuer la plus grande partie, pour ne pas dire toutes les difformités de naissance. Observez que ce dernier genre de lésion est improprement appelé *fracture* par les auteurs; c'est un véritable *diastasis*, un écartement des épiphises des os occasionné par la distension ou la rupture des ligamens, et alors le plus grand mal, mal auquel il est souvent impossible de porter remède, n'est pas à l'os seulement, mais bien à la capsule, aux ligamens, et quelquefois aux muscles eux-mêmes.

Ces accidens, heureusement très-rares, n'ont guère lieu que dans les cas où l'on est obligé de faire des efforts violens sur un bras du fœtus lorsque les eaux sont écoulées depuis longtems, et que la matrice contractée ne permet plus de donner une autre position au fœtus. Ce cas, un des plus difficiles sans doute, arrive quelquefois dans les campagnes, parce qu'on a coutume d'appeler plus tard les chirurgiens que dans les villes; alors on éprouve une très-grande difficulté d'arriver jusqu'aux pieds, et une plus grande encore de les tirer dehors ; et lorsque cela est impossible, peut-être ne reste-t-il que la ressource de tirer sur le bras. Ce moyen, quoique contraire aux règles de l'art, a néanmoins été mis en pratique depuis peu par quelques accoucheurs étrangers, qui ont donné des préceptes sur son emploi, ne le conseillant, toutefois, que dans les cas où il est absolument impossible de recourir à un autre procédé. Cet objet étant d'une assez grande importance, et en quelque sorte nouveau, je ne crois pas faire un hors-d'œuvre en plaçant ici ce que m'ont appris à cet égard la lecture d'ouvrages nouveaux écrits dans un idiome différent, et la fréquentation de chirurgiens étrangers.

Un chirurgien Allemand, fort estimable, m'a raconté que faisant une saignée de bras à une femme qui étoit en travail, et chez laquelle le fœtus présentoit un bras, l'accouchement se termina naturellement pendant que le sang couloit; le fœtus sortit par les fesses et les pieds.

Il m'a été raconté un fait plus singulier encore, arrivé dans un petite ville près de Milan. Un chirurgien appelé pour terminer un accouchement dans lequel l'enfant présentoit un bras livide, en fit l'amputation dans l'articulation scapulo-humérale : peu après la femme accoucha d'un enfant, qui guérit de son amputation, mais mourut ensuite d'une autre maladie environ un an après sa naissance. Il n'est pas probable que cette amputation ait facilité la sortie de l'enfant qui se fit naturellement. Cette inutile et barbare opération, est un de ces délits de l'art qui ne peuvent être permis dans aucun cas, et qui impriment, d'une manière inéfaçable, le sceau de l'ignorance sur le front de celui qui s'en rend coupable.

Rœderer rapporte, qu'une femme eut trois accouchemens dans lesquels l'enfant sortit toujours en double (1). Dans le cas dont il fut témoin, le cordon et le bras droit se présentoient au passage. Après de longs et inutiles efforts pour les faire rentrer, la sage-femme se décida à tirer sur le bras en se faisant aider d'une autre femme. Secondée des douleurs qui étoient très-fortes, elle amena l'enfant mort replié sur lui-même. La tête tournée vers la partie antérieure du corps se trouvoit placée

(1) Je placerai ici une réflexion que fait à cet égard le professeur Monteggia. Il est, dit-il, des femmes qui, quoique n'ayant aucun vice sensible de structure, après avoir eu un accouchement laborieux, par exemple, un accouchement dans lequel l'enfant se présentoit en travers, paroissent avoir une propension à contracter l'habitude de cette espèce d'accouchement. Je ne dis pas que cela soit très-fréquent, mais j'ai quelques exemples, parmi lesquels je ne citerai que celui d'une femme qui a accouchée trois fois, les trois fois l'enfant s'est présenté en travers, et on a été obligé de le retourner. Ce ne seroit peut-être pas une supposition ridicule que de penser que la matrice obligée une fois de se dilater en travers par la mauvaise situation du fœtus, acquiert une plus grande propension à le faire dans ce sens; la matrice prêtant moins à la dilatation perpendiculaire, le fœus ne peut en prendre la direction.

entre les cuisses de l'enfant. La mère fut heureusement délivrée et guérit (1).

Le professeur Italien, que j'ai déjà cité, nous apprend qu'une femme de Laveno, sa patrie, éprouvoit les douleurs de l'enfantement, et qu'un bras du fœtus sortoit de la vulve, descendoit et montoit alternativement. On appela un chirurgien; mais, pendant le tems qu'il mit à venir, l'accouchement se termina de lui-même; l'enfant sortit vivant, mais il mourut aussitôt (2).

Le même auteur nous rapporte encore les deux faits suivans : Une femme déjà mère de huit enfans, avoit rendu ses eaux depuis douze heures; un bras de l'enfant se présentoit à la vulve, et on avoit déjà tenté inutilement l'extraction du fœtus : j'introduisis la main, dit l'auteur, et trouvai l'autre bras; la main portée un peu plus haut et en arrière, je rencontrai un pied que je tirai un peu en bas dans le vagin sans pouvoir l'extraire : il ne me fut pas possible d'arriver à l'autre pied. Quand je fus fatigué, des confrères me remplacèrent, mais on auroit plutôt arraché la jambe. Enfin, on se décida à faire sortir l'autre bras et à tirer sur les deux en même-tems. Tandis quenous tirions ainsi avec force en avant et vers le pubis, nous vîmes les fesses paroître et sortir

(1) *Élémens de l'Art des accouchem.* Observ. 5.

(2) Ouv. cité.

avec violence en-dessous, c'est-à-dire, le long de la partie postérieure du vagin : de cette manière, le fœtus sortit tout d'un coup jusqu'à la tête, et on en termina aisément l'extraction.

Dans un cas semblable, continue le même auteur, n'ayant pu parvenir à retourner le fœtus, je fis sortir l'autre bras, et quoique le tirant avec force, je ne pus opérer l'accouchement de cette manière. Je fus obligé de placer un crochet dans la poitrine, et tandis qu'à l'aide de cet instrument, je continuois de tirer avec force, le fœtus sortit par les fesses. Une autre fois, je fis de la même manière un accouchement au moyen du crochet implanté dans la poitrine ; le fœtus sortit aussi par les fesses en-arrière (1).

Écoutons maintenant ses réflexions sur ces cas extraordinaires. J'ai voulu, continue-t-il, faire l'essai sur des cadavres de ces manières singulières d'extraire l'enfant, pour en voir plus clairement le mécanisme, et j'ai observé, que quand on continue de tirer fortement de l'une des manières dont j'ai parlé, l'une ou les deux épaules descendant dans le bassin, le tronc se courbe fortement, et s'abaisse ainsi jusqu'à ce que les fesses, que je suppose occuper la par-

(1) Sans doute, dans tous ces cas, qui ne peuvent et ne doivent pas faire loi, il falloit que le bassin fût bien spacieux et l'enfant bien petit et bien grêle.

tie postérieure de la matrice, aient passé l'éminence du sacrum. Comme le tronc du fœtus avoit souffert une très-grande courbure au passage des fesses sur cette éminence, il arrive que, lorsqu'elles ont pu la passer, elles se trouvent dans la cavité du sacrum, où elles ont plus d'espace : alors l'élasticité du tronc du fœtus réagit avec force et tend à redresser la partie postérieure de l'arc qui avoit lieu, et imprime aux fesses un mouvement rapide de haut en bas qui les porte à l'orifice inférieure, et détruit ainsi le double que formoit le fœtus.

La position dans laquelle le fœtus peut plus facilement se prêter à ce mouvement extraordinaire, est sans doute celle dans laquelle il se présente par la partie postérieure du corps, sa plus grande courbure se trouvant de cette manière en devant, comme le comporte sa structure particulière. C'est pourquoi, en opérant un accouchement de cette nature, lorsqu'il est indispensable de faire sortir l'autre bras, il faut le faire de manière à se procurer la facilité de tirer le fœtus par le dos, car s'il se présentoit par la poitrine, il faudroit que le corps se pliât à l'envers, et dans cette position, il seroit extrêmement difficile d'opérer l'extraction du fœtus ainsi replié : je n'ai même jamais pu y parvenir dans des essais sur le cadavre. De là j'ai soupçonné, que quand après avoir été obligé de tirer dehors les bras, lorsque je ne pouvois réussir à terminer l'accouchement, c'étoit parce que je les avois fait sortir en devant ; ce qui m'obligeoit de recourir au crochet fixé sur la poitrine, avec lequel il m'a paru que la courbure et le développement successifs du fœtus s'opéroient un peu latéralement. Cette idée se trouve confirmée par un fait rapporté par Denmann dans le *Journal de Paris :* c'est pourquoi, lorsqu'on ne pourra pas tirer en arrière et en bas l'autre bras, il sera mieux de tirer sur un seul dans une direction droite. Mais l'avantage que l'on a en opérant sur les deux est de pouvoir exercer une action plus forte sur le tronc, et on aura, de plus, l'attention de tirer les bras vers le pubis, pour laisser en bas un plus grand espace capable de favoriser les mouvemens des parties inférieures du fœtus. Quand on ne peut obtenir ainsi le développement du fœtus, il reste encore la ressource du crochet, qui opère avec plus de facilité le repli du fœtus, parce que, placé un peu plus bas et sur le devant de la poitrine, il peut mieux obliger le corps de se courber en bas. Si on pouvoit appliquer la force au milieu du tronc, ou entre les fesses et les épaules, on parviendroit plus aisément à opérer le repli du fœtus. Peu nous cite des observations remarquables de cas de cette espèce, dans lesquels il a opéré l'extraction du fœtus par les fesses, en passant sur le ventre un lac au moyen duquel il tiroit (1).

(1) *La Pratique des accouchemens*, liv. 2, chap. 9.

Il résulte donc de ces observations et de ces essais, que lorsqu'un fœtus présente un bras, et qu'on ne peut le retourner comme il est d'usage, et comme l'art le conseille, il peut sortir plié par les fesses ou par le côté, mais vraisemblablement jamais dans le sens contraire; et une telle sortie peut s'opérer d'elle-même et sans secours étranger, comme le prouve l'observation rapportée par Denmann; ou bien on peut l'effectuer en tirant sur le bras même ou sur les deux bras en même-tems, ou sur la poitrine par le moyen du crochet, ou sur le ventre avec un lac à la manière de Peu, ou, enfin, avec la main seule. Enfin, il est des cas, où en tirant sur le bras, la tête vient et sort la première : Mr. Meyer en cite un exemple (1).

Quoique je paroisse m'être attaché à rapporter ces moyens extraordinaires, il n'en est pas moins vrai, et il faut le dire, que ce sont de ces ressources extrêmes et contre nature, auxquelles il ne faut jamais avoir recours que lorsqu'il est impossible de retourner le fœtus. De même que le chirurgien habitué à introduire la sonde, n'aura presque jamais besoin de recourir à la ponction de la vessie dans le cas de rétention d'urine; de même aussi, l'accoucheur habitué à retourner l'enfant, sera

---

(1) *Museum der Heilkunde herausgegeben von der Helvetischen Gesellschaft*. 2. band. n°. 19.

plus rarement obligé de recourir à d'autres moyens, sur-tout en suivant les préceptes renfermés dans cet ouvrage, et en prenant les précautions que l'auteur indique pour préparer le fœtus à être retourné. Et, pour dire toute entière ma façon de penser sur ces procedés extraordinaires, j'ajouterai que je ne pense pas qu'il soit aucun cas qui exige impérieusement leur emploi. En effet, quel que soit le tems depuis lequel le bras est engagé, quelle que soit la contraction de la matrice, la roideur de son orifice, son peu de dilatation, cet état de choses cédera toujours à la saignée, aux bains, aux lavemens, aux fomentations, aux injections émollientes, etc. : sur-tout l'on doit craindre d'irriter la matrice par des attouchemens réitérés, qui ne peuvent qu'en augmenter la contraction, accroître les difficultés, et s'opposer au seul et véritable moyen qui consiste dans l'introduction de la main pour aller chercher les pieds.

Dans le chapitre où Stein passe en revue les différens instrumens que l'on a successivement imaginés, et qui, pour le dire en passant, annoncent moins de génie dans la plupart de leurs auteurs, que l'ignorance des véritables principes de l'art d'accoucher et des ressources de la nature, on lira avec fruit les préceptes qu'il donne et les réflexions critiques qu'il fait à leur égard, et on verra avec plaisir combien peu il en faisoit usage. Quant à l'opération césarienne, comme il paroît l'avoir pratiquée quelquefois avec succès (1), il se range parmi ceux qui la conseillent. Néanmoins, il est des hommes qui ont en horreur cette opération, et ne la croyent nécessaire dans aucun cas. C'est de ce dernier parti que se sont déclarés depuis peu deux hommes célèbres dans l'art des accouchemens, Sacombe à Paris et Boër à Vienne, en même-tems que deux hommes non moins célèbres, Osiander à Vienne et Baudelocque à Paris, ont défendu l'opinion contraire. Sans doute, lorsque de tels hommes diffèrent d'opinion sur une question d'une aussi grande importance, et sur laquelle l'expérience auroit déjà dû prononcer, ce ne peut être qu'avec beaucoup de réserve, et seulement sous forme de simple raisonnement, que le jeune homme qui entre dans la carrière, peut et doit émettre la sienne.

Quoique les deux auteurs, qui se sont déclarés contre l'opération césarienne, s'accordent à regarder cette opération comme essentiellement mortelle, néanmoins, ils diffèrent d'opinion sur son indication; car, tandis que le professeur Français s'efforce de prouver qu'elle ne peut jamais être indiquée, qu'il discute toutes les observations qui semblent déposer en sa faveur, prouve qu'elles sont fausses ou con-

(1) *Das progr. von der Kaisergeburt.* Cassel, 1776. *Des Gleichen das progr. von der Kaisergeburt.* Cassel, 1782.

trouvées ; tandis qu'il porte à tous les accoucheurs le défi de lui procurer, huit jours avant le terme de la gestation, une femme enceinte, quelque vicieusement configuré que soit son bassin, qu'il ne puisse accoucher sans autre instrument que sa main (1) ; le professeur Allemand pense qu'il est des cas où, pour terminer un accouchement, il est indispensable de faire le sacrifice de la vie de la mère ou de celle de l'enfant; mais il rapporte des raisons d'un grand poids pour prouver que celle de l'enfant ne peut pas être mise en balance avec celle de la mère ; et, persuadé du peu de succès de l'opération césarienne, il paroît plus porté à opérer sur le fœtus. Ce n'est cependant pas qu'il prétende qu'il soit permis à l'accoucheur de porter un fer meurtrier sur la tête d'un fœtus vivant, et d'en être ainsi le bourreau pour soulager la mère ; mais il croit seulement avoir quelque droit sur la vie incertaine du fœtus dans le cas où le laps de tems écoulé, ou bien les tentatives faites pour l'extraire, mettroient sa vie en problème (2). Dans ce cas, l'espoir de conserver la vie à la mère et à l'enfant par l'opération césarienne, est certainement bien petit en comparaison de la grande probabilité de sauver la vie de la mère en sacrifiant celle de l'enfant.

(1) *Voyez* l'ouvrage de Saccombe, intitulé : *Plus d'Opération césarienne*, pag. 105, et autres du même auteur.

(2) *Abhandlungen und versuche geburtshilflichen inhalts*. Vien. 1791.

Si dans ce cas, il faut se déterminer à un sacrifice, pourquoi ne seroit-il pas fait aux dépens de la vie de l'enfant qui n'a pas l'horreur de la perdre ? Si à ces motifs, nous ajoutons ceux que le savant Directeur de l'École de Médecine de Paris, le professeur Thouret, apporte pour démontrer que l'enfant, pendant le travail de l'accouchement, est dans un état d'assoupissement, et par-là même peu sensible à la douleur physique (1), on nous accordera peut-être le droit d'en conclure, que l'on doit avoir moins de compassion pour lui que pour la mère, et on aura un motif de plus pour opérer de préférence sur lui, sur-tout dans les cas où la vie du fœtus est si incertaine que, comme dit un auteur Italien, en voulant sauver la vie de la mère et celle de l'enfant, nous sommes cause de la perte des deux; ou, comme il dit encore ailleurs, en voulant sauver un mort par l'opération césarienne, on en envoie deux au tombeau. Je puis assurer, dit le professeur Monteggia, n'avoir jamais vu réussir l'opération césarienne; au contraire, jai vu sauver des mères, et j'en ai sauvé moi-même en sacrifiant l'enfant dans des circonstances impérieuses (2).

En général, c'est dans la persuasion qu'ils avoient de la mort de l'enfant, que la plupart des auteurs ont conseillé d'employer les cro-

---

(1) *Mémoires de la Société royale de médecine de Paris.*

(2) *Alcune, osserv. prelim.*

chets, le perce-crâne, et autres moyens violens qui agissent sur l'enfant, dans les cas où ils croyoient impossible de terminer différemment un accouchement. Qu'on me permette, à cet égard, de placer ici une réflexion à laquelle il me semble qu'on ne s'est point encore assez arrêté. Si quelquefois il est si difficile à l'homme de l'art d'acquérir la certitude de l'état de vie ou de mort d'un être, et sur-tout d'un enfant après sa naissance, quoique ce dernier soit tout entier exposé à sa vue, qu'il puisse le toucher et le soumettre à l'action de tous les moyens qu'on emploie en pareil cas; lui sera-t-il bien facile de reconnoître l'état de l'enfant encore renfermé dans le sein de sa mère, et lorsqu'il a peine à toucher seulement quelques points de sa surface? Mais les auteurs rapportent les signes auxquels on peut reconnoître l'état de vie ou de mort de l'enfant. Je le sais; et voici ceux qui, selon les plus modernes, indiquent que l'enfant ne jouit plus de la vie, et autorisent l'accoucheur à employer sur lui toute espèce de moyens. La fétidité des eaux de l'amnios, la non existence des pulsations dans le cordon ombilical et aux fontanelles, l'état de vacillation des os du crâne, la laxité de la peau qui les recouvre (1). Or, je demande si, abstraction faite de la difficulté de reconnoître ces différens si-

(1) Voyez l'*Art des accouch.* par Baudelocque, et l'*Encyclopédie méthodique*, article *Accouchement*.

gnes, on peut les regarder comme suffisans pour prononcer que l'enfant ne jouit plus de la vie, et agir en conséquence (1)? Je me rappelle avoir accouché, il y a dix-huit mois, une femme, dont les eaux exhalèrent à leur issue une odeur tellement infecte, qu'aucun des assitans ne put rester dans la chambre; néanmoins, l'enfant vint au monde vivant, et il existe encore. Mauriceau rapporte, qu'étant appelé pour accoucher une femme qui depuis plusieurs jours étoit en travail, il trouva l'enfant qui présentoit un bras engagé et sorti hors de la vulve : ce bras étoit tellement gangrené, dit Mauriceau, qu'il ne douta nullement que l'enfant ne fût mort; aussi accoucha-t-il la mère sans ménagement pour l'enfant qu'il jeta dans la ruelle du lit. Peu de tems après, il ne fut pas peu surpris en l'entendant crier; aussitôt il s'empressa de lui donner des soins (2). Balme dit avoir assisté à un accouchement dans lequel l'accoucheur sacrifia, (peut-être sans une assurance suffisante du danger extrême de la mère,) l'enfant qui étoit enclavé depuis environ vingt-quatre heures : la tête vidée, et l'accouchement fait, l'infortunée victime poussa à deux reprises des cris perçans, qui pénétrèrent d'horreur tous les assistans (3).

D'après ces faits bien avérés, et auxquels il

---

(1) *Voyez* Mauriceau, *observ.* 198.

(2) *Observ. sur les accouchemens.*

(3) *Mémoires de la Société de santé de Lyon*, tom. 2.

ne serait pas difficile d'en joindre un grand nombre de semblables, seroit-il déplacé de dire qu'il n'est aucun cas où l'on puisse prononcer d'une manière certaine que l'enfant, encore renfermé dans le sein de la mère, est mort, surtout si l'on fait attention que souvent l'enfant est réellement mort depuis plus ou moins long-tems, quoique la plupart des signes indiqués plus haut n'aient pas lieu, comme on en trouve nombre d'exemples dans Mauriceau et autres auteurs? Et s'il est presque impossible d'acquérir cette certitude, ne s'ensuit-il pas le précepte qui proscrit l'usage des moyens qui tuent nécessairement l'enfant, lorsqu'il n'y a pas impossibilité absolue de terminer l'accouchement par des procédés moins cruels?

Avant de quitter ce qui a rapport aux accouchemens, je placerai ici une réflexion que j'ai souvent faite, sur les causes et le terme de cette opération de la nature, question qui a beaucoup et long-tems occupé les esprits, et sur laquelle ils n'ont pas toujours été d'accord. En effet, les uns ont pensé que l'enfant excité par le manque de nourriture, le besoin de respirer, le poids incommode du mœconium sur le canal intestinal, etc. sollicitoit lui-même sa sortie, et s'efforçoit de franchir les obstacles qui s'y opposoient. Les autres, au contraire, ont cru que la matrice n'étoit invitée à se contracter que par l'acrimonie des eaux de l'amnios, ou la distension violente qu'elle éprouve à la fin de la grossesse ; mais à ces opinions déjà victorieusement réfutées, les modernes en ont substitué une, d'après laquelle ils font dépendre l'accouchement de la structure même de la matrice. Cette structure est telle, disent-ils, que le col résiste pendant les six ou sept premiers mois de la grossesse, pendant que les fibres du fond et du corps obéissent aux agens qui les distendent, et se développent : mais il n'en est pas ainsi vers la fin ; les fibres du col devenues plus souples fournissent seules, pour ainsi dire, à l'expansion nécessaire ; de sorte qu'en moins de deux mois cette partie s'efface entièrement, et s'affaiblit au point qu'elle ne peut soutenir plus long-tems l'effort des autres (1)

Je pense que l'on s'est à tort donné beaucoup de peine pour découvrir les causes de l'accouchement ; il me paroît qu'il étoit plus simple et plus naturel de les trouver dans une loi imposée par la nature, qui a fixé un terme à la gestation, loi qui est également commune aux animaux et aux végétaux, et qui n'admet que très-peu d'exceptions. La même loi qui fait que les femmes accouchent au terme de neuf mois, fait aussi mûrir les cerises quarante jours après leur floraison, les pommes environ quatre mois, et les châtaignes cinq mois. Ces fruits tombent quand ils sont mûrs, comme l'accouchement se fait quand l'enfant est mûr ; la cause est la

(1) Voyez Levret, Baudelocque et Stein.

même,

même, c'est la maturité. Dans toutes les parties de l'histoire naturelle (et l'accouchement en est une), loin de se livrer à des explications souvent fausses et toujours insuffisantes, on doit suivre une marche naturelle et se borner à l'histoire rigoureuse des faits observés. C'est en voulant tout expliquer qu'on a encombré la médecine de vaines théories, d'hypothèses ridicules, et qu'on s'est de plus en plus écarté de la route de l'observation et de l'expérience.

Désirant de ne pas laisser, autant que possible, la traduction que je publie en arrière des connaissances actuelles sur l'art des accouchemens, je crois devoir placer ici l'analyse d'une opinion nouvellement émise par un médecin Allemand nommé Schreger, sur les fonctions du placenta, opinion qui se rattache aux découvertes que nous devons aux anatomistes modernes sur les vaisseaux lymphatiques, et qui change les idées que l'on a eues jusqu'à présent sur les usages de cet organe (1). Ne trouvant pas les explications que donnent les auteurs sur les moyens que la nature emploie pour la nutrition du fœtus dans la matrice d'accord avec nos connoissances actuelles sur le système des vaisseaux absorbans et sur les phénomènes chimiques de la nutrition et de l'hématose, l'auteur pense que toute communication d'humeur nourricière de la mère à l'enfant, et de l'enfant

(1) *De functione placentæ uterinæ.*

à la mère, se fait par le moyen des vaisseaux absorbans, et nullement par celui des vaisseaux sanguins. Selon lui, les vaisseaux de l'uterus ne versent dans le tissu spongieux du placenta que de la sérosité; le sang qui coule dans les vaisseaux de la mère est beaucoup trop chargé de carbone et d'autres principes hétérogènes, pour pouvoir servir à la nourriture d'un être aussi délicat que le fœtus, sur-tout dans les premiers momens de sa formation; mais il s'en exhale la partie séreuse qui est plus pure, plus oxigénée, en traversant le placenta qui fait en quelque sorte les fonctions de poumon, dans lequel le sang se revivifie et acquiert les qualités nécessaires à la nutrition du fœtus.

Cette doctrine n'est pas la partie la plus importante de l'ouvrage; il contient une théorie nouvelle, qui renverse les opinions reçues sur les usages de la veine ombilicale. Selon l'auteur, le fluide séreux, versé par les artères utérines dans le tissu spongieux du placenta, est absorbé par les lymphatiques qui le portent le long des vaisseaux ombilicaux jusqu'au canal thorachique, d'où il passe dans la sous-clavière gauche pour de là être versé dans la veine-cave supérieure, dans l'oreillette droite et le ventricule du même côté, qui le fait passer par le canal artériel dans l'aorte. De cette artère, il passe, mêlé au sang et hématosé par l'action des organes qu'il a parcourus, dans les veines ombilicales qui le rapportent au placenta. Là, ce sang n'est point versé dans les cellules pour être reporté à la mère, mais il passe dans la veine ombilicale dont les radicules se continuent avec les dernières ramifications des artères du même nom. Néanmoins les pores latéraux de celle-ci laissent échapper des sucs que le fœtus ne peut élaborer, ou qui ont besoin, pour servir à son entretien, d'être de nouveau soumis à l'action des organes.

D'après cette théorie, le placenta doit être regardé comme appartenant à l'enfant; il y puise les sucs qui doivent le nourrir; il y verse ceux qu'il n'a pu s'assimiler. Le placenta remplit, en grande partie, à son égard, les fonctions du poumon et de l'organe cutané, ce qui l'avoit déjà fait appeler par Stein, qui paroît avoir donné à Schreger les premières idées de son système, *Poumon physiologique du fœtus.* Ce ne sont point les veines de la matrice qui absorbent le résidu qui transude par les pores inorganiques des artères ombilicales, mais bien les vaisseaux lymphatiques de ce viscère, si apparent dans l'état de grossesse, injecté par Cruiskank, Ludvig, Meckel. Ici, comme ailleurs, selon Schreger, l'absorption ne se fait, soit du côté de l'enfant, soit du côté de la mère, que par les vaisseaux lymphatiques.

Les qualités vraiment artérielles dont jouit le sang de la veine ombilicale, ne forment point une objection contre la théorie de l'auteur Allemand. Les artères ombilicales déposent dans le placenta des principes hétérogènes dont le sang s'est chargé en circulant dans le corps du fœtus.

Telle est l'ingénieuse théorie de Schreger sur la manière dont le fœtus se nourrit dans le sein maternel. L'auteur prétend la prouver par une suite d'expériences, dont la plupart se rapportent à l'existence de la faculté absorbante dans les vaisseaux lymphatiques, et à la non-existence de cette faculté dans les vaisseaux d'un autre genre : il s'appuie aussi de l'inutilité des recherches anatomiques pour établir la communication directe des sinus de la matrice avec les aires parenchimateuses du placenta.

L'auteur ne dissimule point que son opinion a besoin d'être confirmée par des expériences plus directes et plus nombreuses que celles qu'il a faites jusqu'ici. Elle ne sera en effet une vérité démontrée, dit le docteur Alibert (1), que lorsque l'injection aura fait voir clairement qu'il existe dans le placenta et le cordon ombilical des vaisseaux lymphatiques qui, entrés dans l'abdomen de l'enfant, aillent se rendre au réservoir commun des sucs chileux et lymphatiques : aussi l'auteur ne la propose-t-il qu'avec le sentiment du doute, et dans l'inten-

---

(1) *Consider. anat. et phisiolog. pour servir à l'Histoire de l'Uterus dans l'état de grossesse*, mise en tête de la traduction du *Traité des Pertes de sang*, par Pasta.

tion d'exciter sur cet objet la curiosité des physiologistes.

Après ces observations sur les accouchemens laborieux, l'incertitude des signes de la mort de l'enfant encore renfermé dans le sein de la mère, et les fonctions du placenta, il ne me reste plus qu'à ajouter quelques réflexions qui ont rapport au traitement de la grossesse, de l'accouchement, et des enfans venus avant le terme.

C'est une chose assez ordinaire que les opinions humaines flottent sans cesse d'un extrême à l'autre, et aient en quelque sorte en horreur le milieu, quoique là se rencontre ordinairement la vérité. C'est ainsi, par exemple, que le peuple médecin et non médecin abuse étrangement des saignées dans la grossesse et l'accouchement, tandis que d'autres, voulant réformer de tels abus, cherchent à les proscrire entièrement.

Un des motifs les plus fréquens pour lesquels on tire du sang dans la grossesse, est pour prévenir l'avortement, principalement chez les femmes habituées à se faire saigner, ou chez celles qui sont menacées d'une perte prochaine. Plusieurs praticiens se sont déjà élevés contre cette méthode. Brown sur-tout, croyant avoir de fort bonnes raisons de considérer l'avortement comme un effet de la foiblesse, recommande la méthode opposée, c'est-à-dire, l'usage des fortifians. Mon intention n'est pas de combattre ici cette opinion, que je crois vraie en beaucoup de points; néanmoins j'ai quelques faits à rapporter qui y font exception.

La foiblesse du col et de l'orifice de la matrice, faisant que ces parties résistent moins qu'elles ne doivent à la dilatation et au poids du corps, pouvant à la première cause s'ouvrir et laisser sortir le fœtus, donne certainement une éthiologie claire et plausible de l'avortement. Mais est-il bien vrai, et l'expérience prouve-t-elle que la cause de l'avortement se trouve ordinairement au col et à l'orifice de la matrice, et non pas à son fond? Cette dernière supposition du moins ne peut avoir lieu que beaucoup plus rarement, et seulement lorsque la cause de l'avortement agit sur le fond de la matrice, opère la séparation du placenta au moyen du sang qui s'épanche entre lui et la surface interne de la matrice; ce qui fait que l'avortement a coutume d'être précédé d'une perte de sang, événement qui n'a pas lieu dans l'accouchement à terme. Dans ce cas, lorsque le désordre n'est pas trop avancé, ne pourroit-on pas prévenir ou arrêter, par le moyen d'une saignée, cette trop grande effusion de sang qui détache le placenta, et détermine l'avortement? On a vu des femmes menacées d'avortement par des commencemens de perte, s'en garantir par le moyen de la saignée. J'en ai connu qui, ayant déjà eu plusieurs fausses-couches, parvinrent à s'en préserver par le moyen de petites saignées faites chaque mois dans les premiers temps de la grossesse. J'ai lu quelque part qu'une femme qui avoit eu un faux germe deux ou trois fois de suite, parvint au terme ordinaire de la grossesse en employant de petites saignées répétées; et c'est ce qui prouve encore l'analogie qui existe entre les causes de l'avortement et celles du faux germe, et vient à l'appui de la doctrine de Stein sur ce point.

Je pense qu'il n'est pas toujours besoin qu'il existe des signes évidens de pléthore, ou que la femme jouisse d'un tempérament très-fort pour recourir à la saignée, ni qu'il faille s'en abstenir dans la supposition contraire. Je regarde l'état de grossesse et le passage plus grand du sang vers la matrice comme un état particulier qu'il est, jusqu'à un certain point, permis de considérer et de traiter même en faisant abstraction de la constitution individuelle. Je pense que l'on peut et que l'on doit quelquefois traiter une affection locale sans s'embarrasser de la constitution et du tempérament du malade. En effet, ne voit-on pas tous les jours des femmes qui paroissent jouir d'une très-foible constitution, chez lesquelles il se porte beaucoup de sang au système utérin, et qui ont des règles très-abondantes. J'en connois qui, quoique languissantes et mangeant habituellement peu, font des enfans gros et bien portans, et étonnent par la quantité de lait qu'elles ont :

d'autres qui, quoique grandes, robustes, éminemment sanguines et mangeant beaucoup, mettent au monde des enfans grêles, et qu'elles ne peuvent pas nourrir. Je regarde ce phénomène comme une conséquence des lois particulières de la circulation du sang dans la matrice, lois en vertu desquelles il ne se porte pas toujours dans cet organe, en raison de la quantité dans laquelle il est dans le corps.

Brown qui regarde la saignée comme une cause de foiblesse, la proscrit chez les femmes enceintes. En effet, si l'on fait attention à l'abus qu'on en faisoit autrefois, et que l'on fait encore généralement dans les campagnes dans les cas de grossesse, on ne pourroit, je pense, s'empêcher de convenir qu'il vaudroit mieux ne la pratiquer jamais que de la prodiguer comme on le fait. Un des premiers préceptes de médecine, est qu'il vaut mieux ne rien faire, lorsque l'indication n'est pas évidente, que de risquer de mal faire. Mais en me restreignant seulement aux cas qui sont du ressort de la chirurgie, ce que je trouve mal, c'est de prohiber la saignée après les accouchemens laborieux, lorsque les parties de la femme ont beaucoup souffert, et qu'elles sont menacées d'inflammation. Dans ces cas, la matrice et toutes les parties adjacentes, doivent être considérées comme ayant souffert une très-violente contusion (1),

(1) *Puerperæ tanquam vulneratæ merito considerantur, quibus ex levissimis causis febres inflammatoriæ accedere possunt.* Jun.

qui réclame essentiellement l'emploi de la saignée. Et qu'on n'aille pas me dire que les lochies y pourvoiront suffisamment; l'observation prouve que dans ces cas, elles sont toujours très-peu abondantes (1). Dans la doctrine de Brown, dont je fais d'ailleurs beaucoup de cas, et dont les médecins Français négligent peut-être trop l'étude et l'application, on ne regarde pas la douleur physique et les fortes lésions comme des stimulans suffisans pour procurer un état sténique ou inflammatoire; mais outre qu'il y auroit beaucoup de choses à dire à cet égard, je m'en rapporterois plutôt au sentiment du docteur Cattanio, qui pense que le cas dont il s'agit, fait exception à la théorie du médecin Écossais (2). En effet, quand après un accouchement laborieux, je vois une femme avec une grande fièvre, de la difficulté de respirer, des lochies peu abondantes, qui ressent une douleur et une tension au bas-ventre, et qui éprouve un soulagement et un mieux être après la saignée, qui osera dire alors qu'elle n'étoit pas indiquée? Je l'ai cependant vu, dit Monteggia, qui rapporte deux observations remarquables par leur ressemblance, et dont le résultat fut différent, parce que le traitement l'avoit été. En voici la traduction.

---

(1) Mauriceau, *dernières observ. sur la grossesse et les accouchemens.* Observ. 39.

(2) *Riflessioni sopra alcuni punti della dottrina di* Brown.

Il s'agit de deux femmes, petites de stature, et dont le bassin étoit étroit, mais pas à un très-grand degré ; l'une d'elles avoit déjà eu un accouchement laborieux, dans lequel on fut obligé de retourner l'enfant qui se présentoit dans une mauvaise position. La tête n'ayant pu passer, on fut obligé de la perforer et de l'extraire à l'aide d'un crochet. On fit ensuite quelques petites saignées à la femme ; et après une maladie longue et grave, elle guérit parfaitement. Devenue enceinte une seconde fois, et parvenue au terme de l'accouchement, une main près de laquelle étoit la face, se présentoit à l'ouverture : on retourna l'enfant, et quand on fut arrivé à la tête, on éprouva la même difficulté que la fois précédente, difficulté que le forceps ne put vaincre. On eut recours au crochet qui, après avoir laissé échapper deux fois la tête, l'amena enfin la troisième, en laissant une dépression et une fracture à l'une des convexités pariétales. Cette fois, la femme étoit si abattue et avoit le pouls si foible, qu'il ne parut pas nécessaire de la saigner, d'autant plus que les lochies couloient en assez grande quantité. Le ventre se tuméfia, des douleurs se firent sentir vers la région iliaque gauche, la fièvre survint, mais le pouls étoit foible et petit; la constipation, qui avoit duré les huit premiers jours, fut suivie de la diarrhée, qui diminua la tuméfaction du ventre : enfin, on vit sortir une grande quantité de matières purulentes qui augmentoit encore lorsque la femme se couchoit sur le côté gauche. La fièvre continua, devint lente; la diarrhée fit des progrès, augmenta la maigreur, et la femme mourut enfin au bout d'un mois. A l'ouverture du cadavre, on trouva un vaste foyer de suppuration dans les ligamens larges de la matrice, lequel se prolongeoit dans les deux fosses iliaques, s'étendant à droite jusqu'à la partie concave du foie et aux environs du rein, qui nageoit pour ainsi dire dans le pus, qui se vidoit par une ouverture qu'il s'étoit faite à la partie supérieure et droite du vagin.

L'autre cas dans lequel la tête de l'enfant étoit arrêtée au détroit supérieur fut plus heureux. Le chirurgien essaya d'appliquer le forceps, mais il ne put en introduire qu'une branche. Comme les symptômes n'étoient pas pressans, on laissa reposer la femme pendant quelques heures, après lesquelles on parvint à appliquer le forceps, qui lâcha prise aussitôt que le chirurgien voulut tirer. Appelé sur ces entrefaites, j'essayai le même procédé, qui fut suivi du même résultat. Soupçonnant alors que je n'avois pas saisi la tête assez haut, j'appliquai mieux mon instrument une seconde fois; et lorsque je sentis que je tenois bien la tête, j'en fis l'extraction assez facilement. Il se fit une déchirure au périné, qui heureusement ne s'étendoit pas jusqu'à l'anus, quoiqu'elle en approchât beaucoup. Examinant ensuite la tête du fœtus, je trouvai les deux bosses pariétales écrasées, et une fracture aux os. Cette femme, après l'accouchement, éprouva des symptômes semblables à ceux qu'avoit éprouvé la précédente, mais un peu moins violens. Elle fut saignée une fois pendant le travail, et deux fois après l'accouchement. Le sang étoit couenneux : elle fut malade long-tems ; elle éprouvoit une douleur continuelle dans la région iliaque droite qui se prolongeoit jusqu'à la cuisse. La fièvre forte les premiers jours, se termina en une fièvre lente, accompagnée de diarrhée et de consomption, ce qui joint à la douleur fixe, me faisoit craindre quelque suppuration interne, comme dans le cas précédent. Peu-à-peu les symptômes diminuèrent ; et après quelques mois de maladie, la femme se rétablit parfaitement. Cet événement me persuada que le traitement antiphlogistique avoit prévenu l'inflammation interne qui avoit coûté la vie à la première femme.

Je ne puis terminer ces préliminaires sans placer ici une réflexion que l'on pourra regarder comme singulière, mais qui n'en mérite pas moins plus d'attention qu'on ne lui en a donné jusqu'à présent. Depuis Hyppocrate, qui pensoit qu'un fœtus de sept mois étoit plus susceptible de vivre qu'un de huit, les auteurs ont beaucoup varié sur l'époque à laquelle ils ont prétendu que le fœtus jouissoit de la viabilité. Fondés sur des observations nombreuses, à la vérité, mais peut-être pas assez méditées et comparées, les uns, et c'est le plus grand nombre, ont pensé que le terme de sept mois au moins, étoit nécessaire au fœtus pour qu'il pût conserver la vie. D'autres, au contraire, ont avancé que le fœtus jouissoit de la viabilité au terme de six mois, et même de cinq; et parmi les observations sur lesquelles ils ont fondé leur opinion, ils se sont particulièrement appuyés de l'histoire de l'Italien Fortunio Vicetti, dont les parens voyageant en Italie en 1552, essuyèrent une tempête qui détermina l'accouchement prématuré de la mère, dont le fruit avoit à peine la grosseur du poing, et qui n'avoit qu'environ cinq mois. Autant excité par le désir de perfectionner son art, que par un sentiment paternel, le père Vicetti fit voir son fils à des médecins, qui pensèrent qu'il pouvoit être conservé à la vie, et qu'il avoit les qualités nécessaires à la viabilité. Fort de cette opinion, il enveloppa son fils de coton, et le fit mettre dans un four qu'il fit chauffer à une température à-peu-près égale à celle du corps humain. Le jeune Fortunio passa quelque tems dans cet état; ses organes s'amplièrent, se développèrent; on reconnut qu'il jouissoit véritablement de la vie, et qu'il étoit possible de la lui conserver, ce qui fut fait, puisqu'il vécut jusqu'à l'âge de quatre-vingt-dix ans, et qu'il fut un des auteurs les plus célèbres de son siècle.

Quoiqu'on ne puisse citer qu'un petit nombre d'observations en faveur de cette opinion, il n'en est pas moins vrai que ce petit nombre même doit suffire pour nous engager à faire des essais et des expériences, à solliciter la vie, et à la donner, en quelque sorte, à des êtres qui en sont si susceptibles, et qui probablement ne manquent que d'une atmosphère et d'une nourriture adaptées à la délicatesse de leurs organes, et capables en même tems de les développer. Je suis très-porté à croire que le passage rapide d'un enfant nouvellement créé à une atmosphère différente de celle qu'il habitoit, et l'effet subit de l'air sur ses poumons, sont la cause de la mort d'un très-grand nombre; je pense que l'on pourroit conserver à la vie des enfans venus au monde même long-tems avant terme, en les privant du contact de l'air, de la lumière, pendant un assez long tems, et en les y habituant ensuite insensiblement. La médecine qui ne s'est guère occupée que des moyens de conserver et de prolonger la vie, ne s'est point encore appliquée à l'art de l'accélérer : c'est une lacune qu'elle doit chercher à remplir, un champ fécond qui lui reste à défricher, et dont la culture ne peut manquer de donner d'heureux résultats. L'analogie qui existe entre les animaux et les végétaux, les savantes expériences de Réaumur, de Fontana, de l'auteur de l'*Homme rival de la nature*, doivent agrandir nos vues, nous faire concevoir des espérances, et nous engager à faire des essais.

Jusqu'à présent on a pensé et l'on pense encore que la faculté de respirer est une condition essentielle à la viabilité, et cela paroît vrai dans l'état actuel de nos connoissances. Mais en admettant encore cette condition, ne seroit-il pas un moyen de conserver au fœtus le degré de vie dont il jouit, à quelque époque de la gestation qu'ait lieu l'accouchement, et de le conduire au terme où il soit en état de recevoir l'air dans ses poumons, et de vivre enfin d'une vie réelle? Si nous avons su trouver les moyens d'accélérer la maturité des fruits, de faire mûrir même ceux qui sont tombés ou que l'on a cueillis avant leur maturité, dédaignerions-nous de chercher à conduire à maturité un enfant mis au jour avant le terme ordinaire de la gestation? La nature est partout la même : nous n'avons besoin que d'apprendre à la connoître, et lorsque nous nous y serons appliqués avec soin, nous verrons avec étonnement combien l'art peut lui aider, et nous obtiendrons des résultats que la sagacité humaine n'avoit point encore prévus. La facilité de faire des expériences sur cette matière, l'importance de cet objet, la gloire que promettent les succès, sont de puissans excitans pour des hommes qui, par goût autant que par état, ont contracté l'obligation d'être utiles à leurs semblables.

Un des résultats de l'invention de l'art de conduire à maturité les enfans venus au monde avant le terme de la grossesse, seroit de proscrire l'opération césarienne, celle de la symphise, l'usage des crochets, des perce-cranes, et autres instrumens meurtriers, puisque cette découverte autoriseroit à provoquer, à opérer même l'accouchement avant terme chez les femmes chez lesquelles une difformité reconnue mettroit obstacle à l'accouchement naturel et à terme.

On trouvera à la fin de cette Traduction, une Dissertation du docteur Gasc, sur *la maladie des femmes à la suite des couches, connue sous le nom de Fièvre puerpérale*. Le mérite de ce nouvel ouvrage en avoit fait épuiser très-promptement la première édition; et c'est pour satisfaire aux demandes du public, que l'auteur s'est décidé à en donner une seconde. La manière neuve et originale avec laquelle il a traité ce sujet important, et qui trouve si bien sa place à la suite d'un Traité d'accouchemens, me fait penser que le lecteur ne me saura pas mauvais gré d'une addition qui lui offre l'avantage d'avoir réuni, dans un même ouvrage, ce qui m'a paru le mieux écrit sur deux sujets qui ont tant de rapport. Je me permettrai quelques réflexions sur l'objet de la Dissertation de mon estimable Collègue.

Le professeur Monteggia distingue trois espèces de Fièvres puerpérales : la première arrive peu avant l'accouchement ou immédiatement après, lorsque le travail a été plus long et plus pénible qu'il n'a coutume de l'être : cette espèce se termine ordinairement le premier jour par les

les sueurs; quelquefois cependant elle dégénère en piréxie aiguë ou en fièvre inflammatoire. Il appelle cette fièvre *febris a partùs labore.* La seconde espèce, est celle qu'on a coutume de désigner sous le nom de *fièvre de lait;* et il range dans la troisième la maladie que nous appelons communément *fièvre puerpérale.* Voici quelle est son opinion sur la fièvre de lait, la seule dont il s'est occupé.

Il pense que cette maladie reconnoît une seule cause, qui est le gonflement des mamelles, et voici les raisons sur lesquelles il motive cette opinion qui lui appartient en propre. 1°. Le tems pendant lequel se déclare la fièvre de lait, et celui pendant lequel se gonflent les mamelles coïncident. 2°. Les femmes qui alaitent, lorsqu'elles cessent tout-à-coup de le faire, ont les mamelles trop remplies de lait et éprouvent la même fièvre. 3°. Les nourrices ont également cette fièvre pendant un certain tems, lorsque le lait s'arrête accidentellement dans leurs seins, quoiqu'il ne le fasse qu'en partie. 4°. Elle a le caractère d'une fièvre éphémère, peut-être parce qu'elle est plus douloureuse et qu'elle a plus de tendance à devenir inflammatoire. 5°. Les femmes qui alaitent leurs enfans, prétendent souvent qu'elles ne sont pas sujettes à cette fièvre, probablement parce qu'en offrant de tems en tems le sein à leur enfant, elles en préviennent ainsi l'excessif gonflement. 6°. On voit quelquefois survenir d'un jour à l'autre une fièvre à-peu-près semblable, à l'occasion de quelques cavités sinueuses, lorsque l'orifice s'obstrue, et que le sein se remplit d'une humeur qui y séjourne, et le force à une distension plus qu'ordinaire. D'après ces raisons auxquelles on pourroit encore en ajouter d'autres, l'auteur que je viens de citer regarde cette fièvre, qu'il appelle *Febris à mammarum distensione,* plutôt comme l'effet du reflux dans l'économie animale du lait contenu dans le sein, qu'un mouvement de la nature nécessaire pour opérer la révolution du lait, et changer, comme on l'a dit, la direction de cette humeur, qui auparavant se portoit vers la matrice; et en suivant cette idée, il pense, que le meilleur moyen de la prévenir, seroit de s'opposer au trop grand gonflement des mamelles, en donnant à téter dès les premiers momens, jusqu'à ce que le lait se porte au sein en moins grande abondance, ou en l'empêchant pour un tems de s'y porter, au moyen de quelques-uns des instrumens dont on se sert en pareil cas, tels que les téteuses, la trompe de Stein, le chalumeau, etc. Van-Svieten, qui paroît n'avoir pas été éloigné de cette opinion, conseilloit aux femmes, pour prévenir la fièvre de lait, de présenter le sein à l'enfant environ douze heures après l'accouchement, méthode certainement bien supérieure, bien préférable, sans doute, à celle que suivent presque toutes les sages-femmes, qui veulent qu'on ne présente le sein qu'après les vingt-quatre premières heures. « A cette époque, dit le professeur Vigarous, le sein étant plus gonflé et plus distendu, indépendamment qu'il donne beaucoup de peine à l'enfant, qui ne peut en saisir le bout, il est encore extrêmement douloureux pour la mère. Je ne vois pas, continue le même auteur, qui n'est pas en tout d'accord avec Van-Svieten, pourquoi cet habile médecin veut qu'on attende douze heures avant de donner le sein : si nous consultons la nature là où la main des hommes ne l'a point défigurée, nous voyons les jeunes animaux prendre le sein aussitôt après leur naissance; les enfans eux-mêmes cherchent aussi à téter peu d'instans après qu'ils sont nés; mais on ne les écoute pas, on s'imagine n'avoir pas de lait dans ces premiers momens, parce qu'il n'y en a pas encore une assez grande quantité dans le sein pour le gonfler. On attend qu'il s'y soit amassé au point de tendre la peau, de détruire l'élasticité et la flexibilité du bout, de manière à ne pouvoir être saisi et sucé convenablement par l'enfant. On attend que le lait se soit amoncelé et grumelé dans le sein, et qu'il y ait causé, par son long séjour, de l'inflammation. Il résulte de cette pratique pernicieuse qu'un enfant ayant de la peine à prendre le bout, fait souffrir à sa mère des douleurs vives, et cette circonstance suffit pour dégoûter les nourrices et les empêcher de présenter souvent le sein à leur nourrisson. »

« La pratique contraire qui consiste à présenter le sein de la mère à l'enfant peu d'instans après sa naissance, offre des avantages précieux pour l'un et pour l'autre. Presque aussitôt que les enfans sont nés, avant de s'endormir, et toutes les fois qu'ils se réveillent, ils cherchent à téter : on doit profiter de cette indication naturelle pour leur donner le sein, fût-ce même pendant la nuit, plutôt dans la vue de les purger que de les nourrir ; les substances qu'on peut leur donner à la place ne peuvent pas remplacer le lait maternel. Lorsqu'on manque le premier moment où les enfans cherchent à téter, on est ordinairement plusieurs heures sans pouvoir leur faire prendre le sein, ils ont commencé leur premier somme, qui dure quelquefois assez long-tems. Au contraire, lorsqu'ils ont tété dans la première ou la seconde heure après leur naissance, ils cherchent souvent à recommencer. Ces premiers momens passés, les mamelles s'emplissent de lait insensiblement ; et plus on tarde à les donner, plus les femmes sont exposées à souffrir. »

» Les femmes qui ont beaucoup de lait ont le sein déjà gonflé et tendu, douze ou quatorze heures après l'accouchement : les bouts sortent alors plus difficilement, et l'enfant a de la peine à les prendre ; ce n'est qu'avec effort qu'il parvient à les sucer, et cet effort occasionne de vives douleurs à la mère, parce qu'elle a la peau extrêmement distendue, et qu'elle est même enflammée et irritée par la fièvre de lait qui a précédé. On n'auroit eu cette fièvre que d'une manière imperceptible, et même on ne l'auroit point eu du tout, si, sans attendre aussi long-tems, on eût donné à téter dans les premières heures après l'accouchement. Ainsi ce moyen simple et naturel, qui consiste à présenter l'enfant au sein peu de tems après l'accouchement, offrant des avantages inappréciables pour la mère et pour l'enfant, il mérite la préférence sur celui que conseille Van-Svieten, quoiqu'il soit lui-même au-dessus de la pratique ordinaire des sages-femmes qui ont la confiance du sexe, qui ne font téter le nouveau-né que vingt-quatre heures après l'accouchement (1). »

Un autre avantage non moins essentiel qui doit résulter de cette pratique, et le plus capable peut-être de décider les femmes à l'adopter, est celui de conserver aux seins cette fraîcheur et cette fermeté qui en font la beauté. Si nous voyons la plupart des femmes, après un premier alaitement, perdre la beauté et la fraîcheur des seins, et les avoir pour toujours flétris, ridés et pendans, cela ne peut dépendre que de ce qu'elles les ont laissé trop se remplir la première

(1) *Cours élémentaire des maladies des femmes*, tom. 2.

fois que le lait s'y est porté. En effet, on remarque que les premiers jours qui suivent l'accouchement, les seins acquièrent un volume considérable, une dureté et une incompressibilité telles qu'on les prendroit pour les seins d'une statue de marbre ; et lorsque les humeurs ainsi accumulées se dissipent, et que l'absorption s'en fait, il paroît qu'elles entraînent avec elles une partie de la propre substance du sein, de la même manière que l'atrophie des testicules succède souvent à leur gonflement excessif.

D'après cela on voit que même en n'admettant pas l'éthiologie du professeur Milanois sur la fièvre de lait, le conseil qu'il donne de prévenir le trop grand gonflement des seins, n'en n'est pas moins important. A ce conseil on oppose un préjugé très-accrédité chez toutes les femmes, préjugé d'après lequel elles pensent qu'il ne convient pas de donner issue au lait par aucun moyen qui l'attire, dans la persuasion où elles sont que ce moyen même l'attire encore davantage, et en rend par la suite la dissipation plus difficile. Mais si l'expérience leur démontre que ce soulagement des mamelles tend à conserver un des plus beaux ornemens de leur sexe, on peut croire qu'elles ne se feront pas prier pour adopter la pratique qu'on leur conseille ici.

Outre l'enfantement, la grossesse même commence déjà à diminuer la beauté et l'élégance du sein, ce qui paroît dépendre de l'affluence d'humeurs qu'y occasionne l'état de la matrice et la suppression des menstrues : dans ce cas, les mamelles commencent à se gonfler, et de ce gonflement résultent, lorsqu'il est dissipé, des rides semblables à celles qui arrivent au ventre des femmes après l'accouchement. Il paroît qu'il n'est pas au pouvoir de l'art de prévenir ce désagrément, à moins qu'en diminuant la quantité du sang, moyen qu'on ne pourroit néanmoins pas conseiller, et qui auroit peut-être plus d'inconvéniens que le mal auquel on chercheroit à porter remède. Quelquefois aussi, quoique plus rarement, l'affluence d'humeurs qui se portent aux mamelles, est si considérable, qu'elle y empêche la formation du lait, comme cela a également lieu après les grandes évacuations qui arrivent à la suite de l'accouchement; on voit succéder l'atrophie des seins à leur gonflement un peu considérable; ils augmentent de volume au commencement, peu à peu ils diminuent, et deviennent ensuite plus petits qu'ils n'étoient avant la grossesse, ce qui paroît dépendre d'une disette de sang, et arriver plus souvent aux femmes chez lesquelles il se porte habituellement peu de sang vers le système utérin. J'ai vu plusieurs fois des femmes qui avoient perdu entièrement leur gorge après l'alaitement, et j'ai remarqué que cela avoit lieu sur-tout chez celles qui avoient beaucoup de lait, qui présentoient trop souvent le sein à leur nourrisson, et les gorgeoient en quelque sorte de cette liqueur, qu'ils étoient forcés de rendre. Chez quelques-unes, les seins revenoient insensiblement, mais ils avoient pour toujours perdu leur beauté ; d'autres les avoient perdu entièrement, et avec eux la faculté de nourrir.

Quant à l'opinion de l'auteur de la Dissertation sur la maladie appelée improprement *Fièvre puerpérale*, je ne puis penser avec lui, qu'elle consiste entièrement en une inflammation du péritoine, que cette inflammation est toujours primitive, et que la fièvre qui l'accompagne n'est qu'un symptôme de cette inflammation : voici en peu de mots, les raisons qui m'empêchent de partager cette opinion. 1°. La fièvre puerpérale existe quelquefois sans qu'il y ait inflammation au péritoine, comme l'autopsie cadavérique l'a démontré. 2°. Cette inflammation, lorsqu'elle a lieu, ne se borne pas toujours au péritoine, mais elle affecte quelquefois également le mésentère, l'épiploon, les intestins, les tuniques de la matrice, et elle peut avoir lieu sans qu'il y ait réellement fièvre puerpérale, puisque les hommes y sont exposés comme les femmes. 3°. J'aimerois mieux considérer l'inflammation du péritoine comme un symptôme de la fièvre puerpérale, que la fièvre comme un symptôme de cette inflammation. 4°. Si la maladie essentielle et symptômatique étoit une inflammation du péritoine, cette maladie devroit avoir un caractère, une marche, des symptômes et une terminaison uniformes, c'est-à-dire, le caractère, la marche, les symptômes et la terminaison des phlegmasies, tandis qu'on remarque que la fièvre puerpérale varie beaucoup dans ses symptômes, et qu'elle est la maladie qui prend le plus constamment le caractère des maladies régnantes. Je ne m'étendrai pas davantage sur cet objet; je me contenterai de dire que la doctrine que j'émets ici, bien plus vraisemblable que celle adoptée par le docteur Gasc, étoit celle que professoient Van-Dœvren, Kirkland, Rolin, Leroy, Stoll, Tourtelle, celle qui est enseignée depuis long-tems à l'école de Montpellier, et qui vient d'être tout récemment savamment exposée dans une Dissertation soutenue par mon ancien collègue et ami, le docteur Mercier (1).

Il est peu de moyens aussi universellement employés en médecine que le sulfate de potasse (sel de duobus) dans les affections puerpérales, dans le cas de non alaitement de la part des mères, ou lorsqu'elles sèvrent, ou qu'elles éprouvent quelques accidens qu'elles attribuent à *un lait répandu*. Il n'est pas de commères, de gardes-malades, de sages-femmes, qui ne se croient en droit de l'ordonner dans ces cas, et

---

(1) Essai sur cette question : *Existe-t-il une Fièvre puerpérale ?* Paris, 1804.

qui ne soient persuadées qu'une femme en couches n'a pas été bien traitée si elle n'en a pris une plus ou moins grande quantité. Quoiqu'on ne voie pas pourquoi ce sel mériteroit la préférance sur les autres sels neutres dans les cas de cette espèce, c'est qu'employé empyriquement dans toutes les circonstances, et chez toutes les femmes indistinctement, sans en excepter même celles qui ont éprouvé des pertes graves, qui sont très-affoiblies, et qui n'ont, pour ainsi dire, pas de lait, il peut être très-préjudiciable, par cela même qu'il agit comme irritant, et augmente nécessairement l'état morbifique de la femme. J'ai vu survenir de violentes cardialgies, des douleurs de ventre et autres semblables, provoquées par l'usage de petites doses de ce sel, qui avoient été données à des femmes très-foibles, qui avoient éprouvé des pertes assez graves. On fit prendre à une femme qui, à la suite d'une fausse couche, avoit eu une perte considérable, quelques doses interrompues de sel qui la jetèrent dans le plus grand trouble. Appelé pour la voir, je me convainquis que c'étoit après avoir pris ce sel que les douleurs de ventre s'étoient fait sentir, que le vomissement, la fièvre, les convulsions étoient survenus. La femme n'avoit aucune évacuation. En touchant le ventre, outre une tension générale, je remarquai un gonflement assez distinct, accompagné d'une douleur plus vive à la région iliaque gauche, que je crus produits par des vents ou quelques matières retenues vers l'extrémité du colon : je prescrivis un lavement opiatique et une potion calmante dont la femme ne prit que très-peu, à raison du vomissement : cependant ce lavement suffit pour la calmer, et après avoir déterminé une évacuation par le bas, le gonflement abdominal et les autres symptômes se dissipèrent. La femme se rétablit ensuite promptement, au moyen d'un régime analeptique.

Il me paroît que les inconvéniens d'un lait répandu, sont, en général, trop exagérés, principalement par les femmes qui ont coutume d'attribuer à cette cause tous les maux qui leur arrivent, même long-temps après les couches. J'en ai connu plusieurs qui attribuoient à cette cause des incommodités qu'elles éprouvoient deux ans, et même au-delà, après leurs couches, et qui croyoient en donner la preuve, en disant que depuis cette époque elles avoient assez souvent du lait dans les seins. Ces femmes sont, en quelque sorte, douées d'une disposition qui favorise la secrétion du lait ; mais elles la perdent aussitôt après l'accouchement. Que les femmes donc qui craignent tant les suites de leur lait nourrissent leurs enfans, et qu'elles ne croient pas pouvoir le tarir à leur gré, au moyen des évacuans. J'ai vu des femmes qui, après leurs couches, étoient tombées dans un état de foiblesse, tel qu'elles avoient la plus grande peine à guérir par l'usage des analeptiques, et le mal ne faisoit qu'empirer, si, persuadées qu'il dépendoit de leur lait, elles continuaient de faire usage des évacuans.

Il reste donc prouvé que si les purgatifs salins conviennent, en général, dans les cas rapportés plus haut, chez les femmes fortes et qui jouissent d'un bon tempérament, on ne doit pas regarder leur usage comme indifférent, chez celles qui sont foibles et délicates, qui ont éprouvé des pertes, qui sont très-irritables, etc. et lorsque, dans ce dernier cas, il y a indication d'évacuer, il est préférable de provoquer les évacuations par d'autres moyens, comme, par exemple, les lavemens, ou tout autre moyen qui affoiblisse moins que les sels, et dont l'expérience ait constaté les bons effets. Peut-être les antimoniaux méritent-ils la préférence, du moins si l'on en croit le célèbre Moscati, qui donne les plus grands éloges au tartricte antimonié de potasse donné à petites doses. Une autre préparation antimoniale, quoique non connue, est la poudre dont le célèbre Boër raconte les merveilleux effets dans la fièvre puerpérale, quoiqu'il ne la donne pas comme évacuant.

Mon intention n'étant point de faire l'examen de tous les points de pratique relatifs au traitement des femmes en couches, employés plutôt par habitude que par nécessité, je terminerai par dire quelque chose sur les médicamens que l'on a coutume d'appliquer sur les mamelles, lorsque le lait s'y épaissit, se tuméfie et les rend douloureuses.

Chacun sait que les parties fréquemment imbibées de sucs, ont une grande tendance à l'inflammation et à la suppuration ; par conséquent, les topiques stimulans ne peuvent leur convenir. Malgré cela, on ne laisse pas d'appliquer des substances qui ont une vertu décidément stimulante, tels, par exemple, que le miel, le savon, la ciguë. Pour ce qui regarde ce dernier moyen, il est bien reconnu qu'au lieu d'être anodin et calmant, comme on l'avoit pensé, il est au contraire irritant et échauffant, comme on peut s'en assurer lorsqu'on l'emploie dans les engorgemens laiteux des mamelles, où il excite ou augmente l'inflammation. On ne peut également refuser au savon d'être un stimulant, et en quelques occasions même un caustique. Quant au miel, je me rappelle avoir lu dans une des vies de Plutarque, que ce qui est doux à la bouche devient irritant, lorsqu'on l'applique extérieurement : je m'en suis convaincu dernièrement en injectant une eau d'orge miellée dans la vessie d'un malade affecté d'un ancien catarrhe de cet organe. On peut également reconnoître sa qualité stimulante, en appliquant du miel rosat sur une plaie ou un cautère un peu sensible On sait d'ailleurs que les choses douces au goût provoquent et font naître des douleurs de dents, lorsqu'on les mange. Enfin, nous nous servons de miel et de levain pour stimuler les tumeurs froides, y exciter l'inflammation et la suppuration; et par-là nous faisons voir que nous sommes convaincus de sa qualité stimulante. Pourquoi donc l'appliquerions-nous sur les seins, lorsque nous avons à craindre ou à en prévenir l'inflammation? Il vaudroit, sans contredit, mieux réserver ces moyens et autres semblables, pour dissiper et résoudre les duretés indolentes qui restent souvent après la disparition de la plus grande partie de la tumeur, quand les dangers de l'inflammation sont passés, et employer dans le principe des topiques plus adaptés à l'état de la maladie : tels sont les onctions huileuses, les cataplasmes de mie de pain faits avec l'eau ou l'oxicrat, ou l'extrait de saturne (acétite de plomb) étendu d'eau, ou tous autres semblables. Le docteur Plessmann dit avoir retiré, dans ces cas, un tel avantage d'un cataplasme dans lequel entroit le cerfeuil, qu'il suffisoit de lever et d'appliquer par intervalles le cataplasme, pour voir augmenter ou diminuer très-sensiblement l'engorgement. Il paroît que cette propriété appartient également à toute la classe des ombellifères.

Lorsque les engorgemens laiteux des mamelles se terminent par suppuration, et que l'abcès s'ouvre de lui-même, ou est ouvert par l'art, l'application d'une ventouse sur l'ouverture même, produit ordinairement le meilleur effet, en attirant et faisant sortir tout le pus contenu dans la tumeur. J'ai vu retirer un tel avantage de ce moyen chez une femme pour laquelle on l'employa, que la plaie, ainsi que la tumeur, furent parfaitemens guéries dans l'espace de quarante-huit heures. Dans le cas d'abcès considérables parvenus à maturité et ouverts, le même moyen ne seroit-il pas suivi du même succès ? La sortie du pus ainsi provoquée, la guérison devroit être plus prompte que par la méthode que l'on suit encore exclusivement, et qui consiste à entretenir l'ouverture de la plaie par de la charpie interposée entre ses bords.

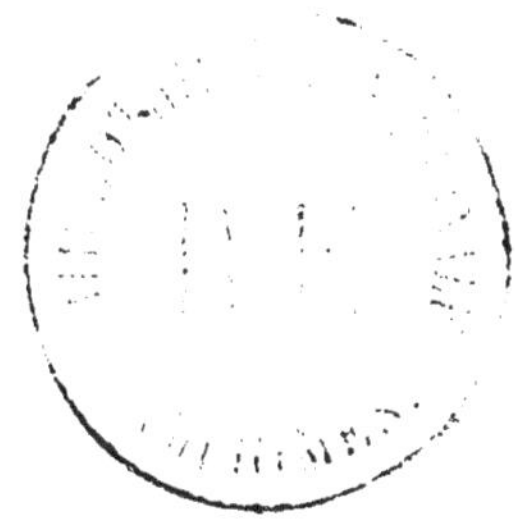

L'ART

L'ART D'ACCOUCHER.

PARTIE THÉORIQUE.

INTRODUCTION

A l'Art des Accouchemens en général.

1. L'ART des accouchemens est cette partie de la médecine qui apprend à assister les femmes en couche, et à leur donner, d'une manière douce, prompte et sûre, les secours que réclame leur état.

2. A proprement parler, cet art est du domaine de la chirurgie, et en constitue la partie la plus intéressante : comme la chirurgie en général, il ne doit point être considéré sous l'aspect d'un art simple, mais bien sous celui d'une véritable science.

3. On appelle l'exercice de cette science, l'*art d'accoucher :* les femmes qui le pratiquent, dans les cas simples et faciles, s'appellent *Sages-femmes*; et on donne le nom d'*Accoucheurs* aux chirurgiens ou médecins qui parcourent la même carrière. Les premières l'exercent trop souvent comme un art simplement mécanique; mais entre les mains des seconds, c'est un état vraiment scientifique.

4. Sous le rapport chirurgical, l'art d'accoucher forme la partie la plus essentielle de l'exérèse, et sous ce point de vue (§. 2.), il mérite d'être traité en particulier. Il a en outre cette prééminence sur les autres branches de l'art de guérir, c'est qu'il a toujours pour objet la vie de deux

individus au moins, tandis que la chirurgie ne s'occupe jamais que d'un seul : quant à sa fin, il est encore la partie la moins incertaine de la médecine pratique.

5. Il pourroit encore acquérir du relief de son antiquité, car il remonte presque à l'origine du monde, quoique, alors, il n'étoit point encore considéré comme une science.

6. L'origine, les progrès, les vicissitudes, les découvertes et l'état actuel de l'art des accouchemens, appartiennent à l'histoire de la science; ils lui sont nécessaires, et contribuent à ses succès et à son perfectionnement, comme le prouvent et les erreurs auxquelles donne lieu l'ignorance de ces connoissances, et le grand nombre de personnes qui doivent la vie aux progrès qu'il a fait.

7. De même que la plupart des autres sciences, celle des accouchemens se divise en *Théorique* et en *Pratique*, et chacune d'elles a son mode d'enseignement. Pour que l'intelligence en soit plus facile, elles veulent être enseignées avec ordre et méthode, et suivant les principes de l'anatomie, la connoissance des parties, de leurs proportions, celle de la physique, des mathématiques, mais plus particulièrement de la mécanique; la pratique des accouchemens n'étant pour ainsi dire, qu'une application raisonnée des lois du levier.

8. Maintenant, dans la partie théorique des accouchemens, on a coutume d'étudier la structure et les usages des parties de la femme dans l'état naturel, le changement qu'elles éprouvent, et leur manière d'être dans la grossesse et l'accouchement, le fœtus, ses dépendances et tout ce qui y a rapport; c'est pourquoi il seroit à désirer que chaque médecin eût au moins la théorie de cette science pour pouvoir connoître, distinguer et juger les maladies des femmes en général, celles auxquelles elles sont sujettes pendant la grossesse, pendant et après les couches, et les traiter avec méthode. En général, on peut dire que pour bien traiter les maladies des femmes, il importe autant au médecin de connoître la théorie des

accouchemens, qu'il lui est nécessaire dans le cours de sa pratique, d'avoir de profondes notions en chirurgie.

9. La partie pratique a plus particulièrement rapport aux accouchemens laborieux et à ceux contre nature; elle enseigne à l'accoucheur la conduite qu'il doit tenir, et le genre de secours qu'il doit administrer, ce qui fait désirer que tous ceux qui exercent la chirurgie, sachent accoucher : et puisque personne ne peut exercer avec succès cet art dans les cas difficiles, sans s'y être préparé par l'étude de la théorie, et s'être mis à même de faire l'application des préceptes qu'il a puisés dans les cas d'accouchemens naturels et faciles aux cas difficiles et contre nature, et sans s'être fait une théorie à soi, il en résulte que les chirurgiens qui se disposent à exercer cette partie de leur art, doivent particulièrement s'appliquer à en bien apprendre la théorie.

10. Quoique, après avoir acquis les connoissances théoriques, et avoir appris la manière d'opérer, la pratique soit le meilleur maître capable de donner de l'expérience et un jugement sain; le jeune homme qui se dispose à parcourir la carrière d'accoucheur, doit encore étudier les bons auteurs : mais, au milieu du fatras énorme de mauvais ouvrages, il lui sera difficile de faire un bon choix, car les modernes ne sont pas toujours les meilleurs, et après ceux des Mauriceau, des Lamotte, des Deventer, des Smellie, des Burton, des Hunter, des Johnson, des Levret, des Puzos, des Rœderer, à peine pourroit-on en citer quelques autres.

11. Bien plus : quiconque veut être profondément instruit dans la science des accouchemens, doit non-seulement savoir les langues dont la connoissance est devenue indispensable, et avoir des notions profondes en anatomie, en physique, en mathématiques (§. 7.), mais encore connoître à fond les principes généraux de la chirurgie.

12. Enfin, il faut qu'un accoucheur ait la main délicate, le tact fin, l'esprit sain, le caractère ferme, et toutes les

vertus qui caractérisent l'homme public et le bon citoyen : il doit savoir connoître les différentes espèces d'accouchemens, porter un pronostic, prononcer promptement, mais sans audace ni foiblesse, sur la nature des secours que requiert le cas pour lequel il est appelé, sans jamais se montrer inexpérimenté ; et lorsqu'il a pris une détermination, à beaucoup de présence d'esprit et de patience, il doit réunir toute la philantropie qu'exige l'importance du ministère qu'il exerce.

SECTION PREMIÈRE.

Des Parties génitales de la Femme en général.

13. On appelle génitales les parties du corps de la femme qui servent à la fécondation, à la grossesse et à l'accouchement.

14. Ces parties se distinguent en externes et en internes, en molles et en dures : ces dernières forment le bassin.

15. Le bassin sert à la génération et à l'accouchement ; à la génération, parce qu'il en renferme les organes ; à l'accouchement, parce qu'il peut contribuer à le rendre facile ou difficile, et quelquefois même impossible par les voies naturelles. C'est pourquoi le bassin doit être mis au nombre des parties génitales, et être l'objet de nos considérations dans toutes ses parties.

CHAPITRE PREMIER.

Du Bassin bien conformé.

16. Le bassin forme la partie inférieure du tronc : il est composé, dans les adultes, de trois grands os qui sont le sacrum et les deux os innominés, et d'un quatrième appelé *coxis*.

17. Chacun des os innonimés se divise en trois portions, qui sont l'ilion, l'ischion et le pubis. Ces os ont reçu, avec plus ou moins de fondement, diverses autres dénominations.

18. Dans les enfans nouveau-nés, le nombre des os du bassin est plus grand, et leur substance approche plus de celle du cartilage.

19. Le sacrum est situé en arrière : lorsqu'on le considère uni aux autres os, il ne présente que deux surfaces principales, l'une externe, l'autre interne; celle-là âpre, inégale et convexe; celle-ci lisse, égale et concave. Il a la forme d'un triangle, dont la base est en haut et la pointe en bas. Il peut être considéré comme étant formé de cinq fausses vertèbres, et est percé de quatre paires de trous. Il s'unit à d'autres os par quatre endroits différens, et a quelquefois une vertèbre et deux trous de plus.

20. On peut considérer le coxis comme un appendice du sacrum, ou comme un autre os sacrum, mais beaucoup plus petit. Il est situé en arrière au bas du sacrum, à la pointe duquel il est uni par sa partie la plus large. On lui distingue également deux surfaces très-ressemblantes à celles du sacrum. Il est de forme triangulaire, et sa direction est à-peu-près celle du sacrum lui-même. Il est composé de petites vertèbres mobiles, et n'a point de trou.

21. Chez les enfans qui viennent de naître, les vertèbres du coxis, excepté la première, sont dans un état cartilagineux, et n'ont point encore de forme déterminée : la première vertèbre même n'est qu'un léger point d'ossification au milieu d'un cartilage.

22. Le coxis jouit d'une certaine mobilité, qui néanmoins n'est pas la même dans les différens sexes et les différens âges : cette mobilité peut être considérée sous deux rapports, celui du mouvement qui s'exerce entre la pointe du sacrum et la première vertèbre du coxis, et celui qui a lieu entre les vertèbres mêmes de cet os; le premier s'efface quelquefois par l'effet du tems, tandis

que le dernier subsiste toujours plus long-tems. En général, cette mobilité du coxis est d'un grand avantage dans le travail de l'accouchement.

23. Les os ilion forment, avec les ischion, les parties latérales du bassin.

24. Les ilion sont situés aux côtés et au-dessus des ischion : ils offrent de remarquable un bord supérieur, semi-lunaire, que l'on nomme *crête*, une face interne, large et concave, et des épines antérieures.

25. Les ischion sont également situés sur les côtés, mais au-dessus des ilion; ils présentent deux faces, l'une externe, l'autre interne; la première lisse est unie; la seconde rendue très-inégale par la cavité cotyloïde. En devant se présentent les branches de l'ischion qui se portent obliquement en haut pour concourir à la formation de l'arc du pubis. Derrière ces branches se trouve un espace auquel on a donné le nom de *trou ovale*. On y remarque en outre le bord inférieur de l'ischion, que l'on appelle *tubérosité*, et les épines ou procès épineux légèrement recourbés en arrière, auxquels s'implante un fort ligament, qui, délié, se porte à l'os sacrum où il s'attache, et porte le nom de *sacro-sciatique*, ou *sacro-épineux*; tandis qu'un autre ligament, provenant de la tubérosité, va s'unir à l'extrémité du premier, et porte le nom de *tubéro-sacré*.

26. Les os pubis forment la paroi antérieure du bassin : ils sont formés de deux pièces qui, des deux côtés, vont se rencontrer dans le milieu, et s'unissent au moyen d'un cartilage et de ligamens très-forts : ils présentent deux surfaces, l'une interne, l'autre externe; la première est lisse et concave; la seconde, unie, présente quelques angles légèrement obtus. Le bord supérieur des os pubis se nomme *crête*; l'inférieur forme le milieu de la voûte de l'arcade du pubis.

27. Les os du bassin sont unis entre eux en cinq endroits différens. En arrière et en haut, la première vertèbre du sacrum s'unit avec la dernière des lombes, où elle forme

une éminence assez remarquable, appelée *promontoire* ou *éminence* du sacrum. La dernière vertèbre du sacrum s'unit de la même manière, mais en arrière et en bas, avec la première du coxis. Sur les deux côtés, les surfaces articulaires des ilion s'unissent avec des surfaces correspondantes que présente le sacrum : cette union est appelée *sinchondrose sacro-iliaque.* Antérieurement les os du pubis s'unissent entre eux, et c'est cette union qu'on nomme *symphyse* des os du pubis.

CHAPITRE II.

De la division du Bassin, et de ce qu'il présente de remarquable.

28. On remarque une ligne particulière, saillante, appelée *ligne innonimée,* qui commence à l'éminence du sacrum, parcoure intérieurement les os innonimés, et divise le bassin en partie supérieure et en partie inférieure.

29. On désigne plus particulièrement ces parties supérieures et inférieures sous les dénominations de *grand* et de *petit bassin.*

30. Le bassin supérieur ou grand bassin est en partie formé par les os des iles : l'inférieur ou petit bassin est composé d'un plus grand nombre d'os.

31. On remarque au petit bassin, une entrée et une sortie, c'est-à-dire, une ouverture supérieure et une inférieure, formées en partie par les os dont nous avons parlé.

32. L'espace compris entre ces deux ouvertures, est appelé *cavité,* fond ou capacité du bassin.

33. En suivant une ligne imaginaire qui commence au-dessous de l'arc du pubis, traverse la cavité du bassin pour se terminer à l'endroit où s'unissent entre elles la seconde et la troisième vertèbre du sacrum, en comptant de haut en bas, on peut se former, en idée, une troisième

ouverture, ou ouverture moyenne du bassin, ce qui est d'une utilité particulière dans la pratique.

34. Les os du bassin affectent tous une forme oblique, et sont disposés entre eux, de manière à former un plan incliné ; ce qui est d'un grand avantage dans l'accouchement, ainsi que dans beaucoup d'autres cas.

35. Dans le grand bassin, on ne remarque que trois surfaces obliques, deux réelles et une imaginaire.

36. Les os des iles forment sur les deux côtés et en-dedans deux surfaces réelles, obliques, qui méritent d'être remarquées par rapport au rôle qu'elles jouent dans la grossesse.

37. La surface oblique imaginaire du détroit supérieur du bassin, ou le grand plan incliné antérieur, descend de l'éminence du sacrum au pubis. Cette surface mérite la plus grande attention, parce qu'elle contribue à augmenter le diamètre du détroit supérieur. On considère le petit bassin comme un cylindre creux ; on y fait une section horizontale et une autre oblique, et on en remarque aisément la différence. (*Tab.* 1, *fig.* 1.)

38. Dans le petit bassin on trouve partout beaucoup de ces plans obliques, qui tous ont leur utilité particulière dans l'acte de l'accouchement.

39. Lorsque le bassin a ses dimensions naturelles, et qu'il est bien conformé, les os qui le composent laissent entre eux un certain espace : ces espaces déterminés sont appelés *diamètres* du bassin ; on en remarque également dans le grand et dans le petit.

40. Le grand bassin n'a qu'un seul diamètre formé par la distance de la crête de l'un des os des iles à celle du côté opposé (§. 24.), mais on en remarque plusieurs dans le petit bassin, non-seulement à son entrée et à sa sortie, mais encore dans sa cavité. (*Tab.* 1, *fig.* 2.)

41. A l'entrée du petit bassin, il y a quatre diamètres, un grand, un petit, et les deux obliques de Deventer. (*Tab.* 1, *fig.* 2.)

42. Le grand diamètre traverse le bassin d'un ilion à l'autre; le petit va de l'éminence du sacrum à la crête des os pubis; les deux diamètres obliques se portent des deux côtés de l'union des os des iles avec le sacrum aux branches du pubis; de cette manière, les deux premiers se partagent à angles droits, et le troisième et le quatrième forment avec ceux de l'un et l'autre côté, comme avec eux-mêmes, des angles verticaux. (*Tab.* 1, *fig.* 2.)

43. La sortie du bassin a aussi ses quatre diamètres, un grand, un petit, et deux obliques. (*Tab.* 1, *fig.* 2.)

44. Le grand diamètre s'étend de l'un à l'autre bord des ischion; le petit va du coxis à l'arc du pubis; les obliques, dont il y a un de chaque côté, se portent des bords des ischion à la pointe du coxis; par conséquent, quand le coxis est étendu, les deux diamètres obliques forment presque un triangle équilatéral avec le grand diamètre. (*Tab.* 1, *fig.* 2.)

45. On peut reconnoître deux diamètres, l'un plus grand (§. 33.), l'autre plus petit, dans la cavité du petit bassin; mais ces diamètres sont en proportion contraire, parce que le plus grand (§. 33.) est ici dans la direction de celui qui ailleurs est le plus petit; et le plus petit, qui se prend de l'une à l'autre épine de l'ischion, affecte la direction de celui qui ailleurs est le plus grand diamètre du bassin.

46. Comme tous ces diamètres sont formés par des points déterminés des os du bassin, ils ont des dimensions données. Dans une personne de taille moyenne, le grand diamètre est en proportion avec le petit, comme cinq pouces sont à quatre : les diamètres obliques sont égaux. Le grand diamètre du détroit inférieur est au petit comme quatre pouces sont à trois, et les deux diamètres obliques sont égaux au plus grand. Chacun d'eux est éloigné de quatre pouces du coxis, et ces trois lignes forment un triangle équilatéral de la circonférence d'un pied.

47. La cavité du bassin (§. 32.) est toujours plus large

que ne le sont chacun des diamètres des détroits du petit bassin pris isolément, d'où il résulte que les diamètres de l'ouverture moyenne du bassin se trouvent aussi plus grands. Le plus grand (§. 45.) qui est toujours proportionné à l'excavation du sacrum, est de quatre pouces et demi à cinq pouces; le plus petit (§. 45), n'a communément que quatre pouces.

48 Les trois diamètres du petit bassin pris de sa paroi postérieure à l'antérieure, parmi lesquels celui du milieu (§. §. 33, 45.) est le plus grand, viennent s'unir en pointes voisines les unes des autres, presque comme les rayons d'une roue s'unissent à son axe, derrière la symphyse du pubis, et représentent deux plans obliques renversés l'un vers l'autre, par leurs extrémités, auxquelles le grand diamètre de l'ouverture moyenne sert de base commune horizontale.

49. Ou bien : le petit diamètre du détroit supérieur du bassin, fait avec le petit diamètre du détroit inférieur un angle d'environ quatre-vingt degrés, à l'extrémité duquel concoure, dans une direction horizontale, le grand diamètre de l'ouverture moyenne du bassin, de manière qu'en le prolongeant, il formeroit avec lui un angle vertical.

50. Le rebord postérieur du bassin, où l'os sacrum fait donc l'office de deux cathètes à chacun des deux plans obliques. Si on fait attention à ces deux cathètes, on voit qu'elles forment deux plans obliques qui se réunissent à leurs extrémités, parce que l'os sacrum est formé de deux plans qui se rencontrent à leur sommet, et se perdent, pour ainsi dire, en un fragment de cercle.

51. Pour rendre sensible cette disposition, il suffit de se représenter ces quatre diamètres des detroits du bassin avec de petits bâtons de bois : par ce moyen, on parvient plus aisément à reconnoître quelles proportions existent entre ce segment de cercle de la paroi postérieure du bassin (§. *précéd.*), et celui de la paroi antérieure, sur laquelle, lors de l'accouchement, la tête doit passer,

lorsqu'elle traverse les parties, et paroître enfin au jour, en continuant de se développer.

52. Les dimensions que l'on doit prendre sur le bassin sont la hauteur et l'excavation du sacrum, la hauteur des os pubis et ischion, et l'extension du coxis, ou sa susceptibilité à s'éloigner de l'axe ou de la ligne centrale du bassin.

53. En général, le petit bassin est, en arrière, trois fois plus haut qu'en devant, et sur les côtés il l'est deux fois. L'excavation du sacrum est ordinairement de six ou huit lignes, rarement d'un pouce. La distance des épines des ischion, ou le petit diamètre de la cavité du bassin, égale ordinairement le petit diamètre de l'ouverture supérieure du petit bassin, ou une des lignes du triangle de son ouverture inférieure. A l'égard du coxis, le mouvement dont il est susceptible en arrière, n'outrepasse pas un pouce.

54. Comme les trois diamètres du bassin pris de sa paroi postérieure à l'antérieure, peuvent être mesurés exactement, au moyen d'un bon pelvimètre, dans les personnes adultes et chez celles d'une petite stature, dont l'organisation est plus suspecte, on peut, d'après la connoissance de leurs dimensions, annoncer le moment de l'accouchement : de même, on peut, au moyen d'un très-simple pelvimètre, mesurer en dehors la profondeur du petit bassin, et en calculer le détroit supérieur.

CHAPITRE III.

De la situation, de l'Axe et de l'inclinaison du Bassin.

55. Il est très-important, et même indispensable pour celui qui se livre à la pratique des accouchemens, de bien connoître la position, l'axe et l'inclinaison du bassin, relativement à l'horizon.

56. L'axe ou la ligne centrale du bassin qui en détermine la position, n'est point parallèle à la ligne centrale du corps, qui, du vertex, descend le long de l'épine, et tombe perpendiculairement entre les plantes des pieds, mais elle la partage à angle aigu. (*Tab.* 2, *fig.* 2.)

57. Par conséquent, puisque la ligne centrale du corps tombe perpendiculairement à l'horizon, et que la ligne centrale du bassin ne lui est point parallèle (§. précéd.), cette dernière doit tomber obliquement sur l'horizon. (*Tab.* 1, *fig.* 3.)

58 Mais si la ligne centrale du bassin coupe à angle aigu la ligne centrale du corps (§. 56.), et tombe sur l'horizon (§. 57.), il en résulte que l'axe du bassin s'écarte un peu de la perpendiculaire.

59. L'axe du bassin s'éloignant donc de quelques degrés de la perpendiculaire (§. 58.), la situation naturelle du bassin ne peut pas être perpendiculaire, mais bien oblique, parce que la ligne qui doit être l'axe de ce plan oblique, ne peut tomber dessus que perpendiculairement aux angles droits.

60. La déclinaison de l'horizon qu'affecte la ligne centrale du bassin, sera donc en proportion du plan plus ou moins oblique du détroit supérieur du petit bassin.

61. Tous les auteurs n'admettent pas le plan oblique que forme avec l'horizon le bassin dans sa position naturelle : de là vient qu'ils ne considèrent pas de la même manière la déclinaison de l'horizon qu'affecte l'axe du bassin : d'ailleurs, elle n'est pas tout-à-fait la même dans tous les individus ; elle est aussi relative aux divers états des parties génitales.

62. Pour déterminer le plan oblique du détroit supérieur du petit bassin, et trouver l'axe du bassin, Levret supposoit une personne debout, et donnoit, comme une chose prouvée d'avance, qu'une ligne tirée depuis le dessus de la symphyse du pubis, passant par la cavité du bassin jusqu'à l'endroit où s'unissent entre elles les deux

dernières vertèbres du sacrum, seroit parallèle à l'horizon; et qu'une autre ligne partant du même point des os pubis, et allant à l'endroit où s'unit la dernière vertèbre des lombes avec la première du sacrum, feroit avec la précédente un angle de trente-cinq degrés; il fixoit l'axe du bassin par la diagonale de ces deux plans obliques.

63. Mais le plan oblique du détroit supérieur du bassin et celui du détroit inférieur, se comportent tout différemment; aucun d'eux n'est constamment en rapport avec l'autre.

64. De même aussi il est rare que le plan oblique du pubis soit avec un des plans obliques des détroits du bassin dans une proportion telle qu'il se termine sur un de ceux-ci.

65. Rœderer s'y prit différemment pour trouver le véritable plan oblique du détroit supérieur du petit bassin, et avec lui, la véritable position de tout le bassin, avec l'inclinaison et la déclinaison qu'affecte son axe de la base horizontale du plan incliné, ainsi que l'angle de la ligne centrale du corps avec la ligne centrale du bassin, et l'angle du plan incliné du détroit supérieur du bassin.

66. Il plaça perpendiculairement un corps de femme sur un plan horizontal, fit tomber une perpendicule de la pointe du coxis, et une autre de dessous l'arc osseux du pubis, sur le même plan horizontal; par ce moyen, on vit la différence de hauteur des deux perpendicules. Il mesura ensuite la distance du coxis à l'arc du pubis, et trouva qu'elle étoit de cinq pouces; la perpendicule postérieure étoit d'un pouce et demi plus longue que l'antérieure, ce qui donnoit au coxis la même hauteur de plus que l'arc du pubis.

67. Laissant de côté la perpendicule antérieure, il plaça sur la ligne horizontale prise pour base, l'excès de hauteur de la perpendicule qui étoit d'un pouce et demi, ainsi que la cathète, et ferma le plan incliné avec l'hypoténuse de cinq pouces, qui équivaut au même plan oblique du détroit inférieur du petit bassin. (*Tab.* 1, *fig.* 4.)

68. Il divisa ensuite l'hypoténuse (§. 67.) en deux parties égales, et fit passer une perpendicule par le point de division : en procédant de cette manière, il trouva que cette perpendicule formoit le véritable axe du bassin, et indiquoit en même tems, non-seulement la déclinaison de l'axe du bassin avec l'horizon, mais encore l'angle de la ligne centrale du corps avec la ligne centrale du bassin, de même que l'angle du plan incliné du détroit supérieur du bassin. (§. 65.) (*Tab.* 1, *fig.* 4.)

69. Lorsque les plans obliques sont fixés, il est facile de trouver et de déterminer mathématiquement l'axe ou la ligne perpendiculaire, de même que sa déclinaison de l'horizon, et ensuite l'angle du plan oblique.

70. Si, par exemple, selon le calcul de Levret, le plan oblique du détroit supérieur du bassin forme un angle de trente-cinq degrés (§. 62), la ligne centrale du bassin doit s'écarter en arrière de cinquante-cinq degrés du plan perpendiculaire. Si, comme il résulte du calcul de Rœderer, l'axe du bassin s'écarte en arrière de soixante-douze degrés de l'horizon, il en résulte que le plan oblique du détroit supérieur du petit bassin, fait un angle de dix-huit degrés, *et vice versâ.*

71. Ainsi l'inclinaison du bassin et la déclinaison de son axe, d'après la méthode de Rœderer, peuvent être déterminées avec précision, dans chaque individu, et mettent en évidence les différences qui s'y présentent. (§. 61.)

72. Mais on parvient plus facilement, avec un instrument trigonométrique, appelé *cliséomètre*, ou mesure d'inclinaison, à trouver le plan oblique du détroit supérieur du bassin, et la déviation de l'horizon qu'affecte l'axe du bassin par l'angle du plan incliné, le rapport de cet axe avec la ligne centrale du corps, et à désigner et déterminer, en général, les particularités qui peuvent avoir lieu relativement à l'horizon naturellement incliné,

ainsi que la véritable situation du bassin dans les différens sujets. (*Tab.* 11, *fig.* 1 *et* 2.)

73. Au reste, l'angle du plan oblique, d'après la théorie des angles verticaux, est égal à celui avec lequel la ligne centrale du bassin divise la ligne centrale du corps. (§. 56.)

74. En prolongeant l'axe du bassin en droite ligne et en haut, il sort peu à peu par l'ombilic, en décrivant presque la diagonale des muscles abdominaux et du diaphragme; ce qui mérite des considérations dans la pratique des accouchemens. (*Tab.* 2, *fig.* 1.)

75. Quand l'axe du bassin se prolonge en droite ligne et en bas, d'après Levret, il tombe sur le coxis; mais, selon Rœderer, il passe un peu plus en devant, de manière qu'il traverse à-peu-près le milieu du sphincter de l'anus: ce qui mérite d'être remarqué. (*Tab.* 2, *fig.* 1.)

76. Cependant, si l'on examine de plus près la construction du bassin, on voit que son axe ne peut pas ne former qu'une seule ligne droite, mais plutôt qu'il est composé d'une ligne droite en haut et d'une autre en bas qui viennent se réunir, à angle très-obtus, vers le milieu du bassin.

77. Autant la partie supérieure de l'axe du bassin (§. *précéd.*) en le tirant en ligne droite et en bas, s'écarteroit en arrière de l'horizon (§. §. 68, 75.), autant la partie inférieure du même axe (§. *préc.*), en le tirant en droite ligne, d'après la doctrine des angles verticaux (§. 73.), s'écarteroit réciproquement de l'horizon en sens contraire, c'est-à-dire, en avant.

78. Mais en considérant la chose encore plus attentivement, on voit que les deux lignes dont il a été fait mention, qui se réunissent sous un angle tout-à-fait obtus, et fixent de cette manière l'axe du bassin (§. 76,), parcourent précisément une section de cercle, et que l'axe du bassin décrit une ligne courbe; circonstance qui mérite une attention particulière dans la pratique des accouchemens.

79. On voit maintenant, d'une manière très-positive, que l'on peut admettre dans le bassin un axe apparent ou ligne droite manifeste, e une véritable ligne courbe.

80. C'est seulement l'extrémité supérieure de la ligne centrale du bassin, qui, dans l'accouchement naturel, se confond avec la ligne centrale de la matrice et du fœtus, en se prolongean dans une seule et même ligne droite, comme son extrémité inférieure se confond avec l'axe du vagin.

81. Mais la ligne centrale du vagin décrit aussi une courbe qui s'écarte de la ligne centrale, en formant un angle très-obtus. Cette disposition a ses avantages dans la grossesse et dans l'accouchement, et fait voir de quelle importance il est d'observer bien exactement l'axe du bassin. (*Tab.* 3, *fig.* 10.)

82. La circonférence du détroit supérieur d'un bassin bien construit, est plutôt régulière, et doit avoir à-peu-près la forme d'un cœur de cartes à jouer, un peu émoussé à la pointe. La circonférence du détroit inférieur a une tout autre forme. (*Tab.* 1, *fig.* 5.)

83. La dimension périphérique du détroit supérieur du bassin, forme à-peu-près la quatrième partie de la hauteur de l'individu. (*Tab.* 1, *fig.* 5.)

84. Au reste, les signes extérieurs qui indiquent qu'un bassin de femme est bien conformé, sont, la proéminence que les parties forment en arrière, leur largeur et l'éloignement des cuisses. (*Tab.* 1, *fig.* 5.)

85. La ligne centrale du corps du fémur fait ordinairement avec la ligne centrale de sa tête, un angle d'environ cent vingt degrés. Cette observation a ses avantages. (*Tab.* 1, *fig.* 6.)

86. Si on prolonge les lignes centrales de la tête du fémur à travers la cavité du bassin, elles se rencontrent ordinairement devant l'éminence du sacrum, où elles forment un angle obtus d'environ cent degrés. Cette observation est encore plus importante. (*Tab.* 1, *fig.* 5.)

CHAPITRE

CHAPITRE IV.

Du Bassin mal conformé.

87. Le premier vice de conformation d'un bassin a lieu lorsque les axes des fémur et ceux de leurs têtes ne forment pas les angles dont nous avons parlé (§. 85.), ce qui fait que les derniers ne s'unissent et ne se croisent pas, comme ils le devroient, dans le bassin, au-devant de l'éminence du sacrum. (§. 86.) (*Tab.* 1, *fig.* 7.)

88. La forme périphérique du détroit supérieur du bassin est alors totalement altérée; le petit bassin même devient dans son plus petit diamètre, ou plus plat, ou plus écrasé, et est tout-à-fait déformé en-dedans. (*Tab.* 1, *fig.* 7.)

89. Un bassin plat ou étroit a une forme trop ovale, et un bassin écrasé prend ordinairement celle d'un 8 en travers.

90. Le bassin peut aussi, sans être plat ou resserré, avoir sa forme ordinaire; mais, lorsque l'on mesure en-dedans ses différentes dimensions, on les trouve ou plus petites ou plus grandes qu'elles ne devroient l'être. Ces deux espèces de bassin méritent une certaine considération.

91. Autant est défectueux et étroit un bassin à son détroit supérieur, autant il est plus grand et plus évasé à son détroit inférieur, *et vice versâ.*

92. La dernière espèce de ces bassins est beaucoup plus rare que la première. Quelques cas rares dans lesquels on a remarqué qu'un bassin avoit le même vice de conformation dans ses deux détroits, ne suffisent pas pour renverser la règle générale.

93. Autant la partie supérieure de l'os sacrum se rapproche de la ligne centrale du bassin, autant s'en rapprochent aussi ordinairement les os pubis, *et vice versâ.*

94. Si la partie la plus large du sacrum s'approche trop de la ligne centrale du bassin, il en résulte un resserrement du détroit supérieur, et une ouverture plus large de l'inférieur (§. 91.); et lorsque cette même partie supérieure du sacrum s'éloigne de la ligne dont nous venons de parler, le diamètre de l'entrée est augmenté, et celui de la sortie est rétréci.

95. Lorsque l'excavation du sacrum est trop prononcée, les deux détroits du bassin sont plus resserrés, et la cavité est sensiblement plus large. Mais si l'os sacrum est très-plat, lors même qu'il est dans une bonne position, il rend plus ouverts et plus larges les deux détroits du bassin, en même tems que sa cavité est plus rétrécie : c'est pourquoi la cavité du bassin, ou le diamètre qui va d'avant en arrière par l'ouverture moyenne imaginaire du bassin (§. 33), est toujours d'autant plus grande que le sacrum est plus recourbé et plus excavé.

96. Quoique le sacrum ne soit pas très-aplati, le diamètre de l'ouverture moyenne du petit bassin d'avant en arrière, est cependant toujours plus grand que le petit diamètre du détroit supérieur du même petit bassin.

97. Il n'en est pas de même du petit diamètre du détroit inférieur du bassin, qui, lorsque le sacrum est très-excavé, est toujours plus petit que le grand diamètre de l'ouverture moyenne du bassin, tandis que, lorsque le sacrum est plus droit et plus plat, il peut être encore beaucoup plus grand que le grand diamètre de la cavité du bassin ou de son ouverture moyenne. Les bassins qui ont chacun de ces vices de conformation en fournissent la preuve.

98. Au reste, quand le coxis n'a pas de vice de conformation, ordinairement il n'y a pas d'obstacle essentiel à l'accouchement; et il est plus facile qu'il contracte quelque vice par l'effet des causes extérieures, que par celui d'une mauvaise conformation primitive.

99. Quelquefois la première vertèbre du coxis, perd entièrement la faculté de se mouvoir sur la pointe du

sacrum. Cela peut avoir lieu, ou parce que les ligamens qui, postérieurement, le soutiennent sur les côtés, se sont ossifiés, ou parce que les vertèbres elles-mêmes se sont soudées entre elles au moyen de l'ossification du cartilage intermédiaire. Dans ce cas, l'os sacrum a cinq trous au lieu de quatre, et alors la mobilité de la seconde vertèbre sur la première, et des autres entre elles, se conserve plus long-tems.

100. La distance qui a lieu entre les épines des ischion est ordinairement égale à l'un des diamètres du petit bassin (§. 53.); il n'en résulte par conséquent aucun inconvénient pour l'accouchement : mais dans le cas où ces diamètres seroient trop grands, ils pourroient, dans certaines positions du fœtus, rendre l'accouchement laborieux, de la même manière que le feroit un vice de conformation dans le coxis.

101. Un bassin écrasé, difforme et oblique, est en même tems plus élevé à une hanche qu'à l'autre, et est toujours accompagné d'une distorsion de l'épine. La hanche est alors plus haute du côté où le fémur exerce la plus forte pression; l'épine se courbe de l'autre côté, et le sacrum même se trouve dans une direction oblique, ce qui fait que le petit diamètre du détroit supérieur du petit bassin, ne peut se prendre qu'obliquement, et d'arrière en avant. (*Tab.* 1, *fig.* 8.)

102. Différentes causes peuvent contribuer à la mauvaise conformation et au rétrécissement du bassin; mais, en général, le rachitis et les lésions extérieures, telles que les luxations ou les fractures des os du bassin, souffertes principalement dans l'enfance, sont les plus fréquentes.

103. Le bassin d'un homme seroit très-défectueux dans le corps d'une femme, parce qu'il diffère essentiellement de celui de la femme, non-seulement dans sa structure et le rapport de position des parties, mais sur-tout dans toutes ses dimensions géométriques.

104. C'est encore un problème agité de nos jours, et

diversement résolu, de savoir si, dans l'accouchement, les os du bassin éprouvent, ou non, un écartement ; mais la raison, la structure et les fonctions des différens organes dans l'acte de l'accouchement, ainsi qu'un grand nombre d'argumens tirés de la physique et des mathématiques, ne permettent pas de le résoudre affirmativement, et encore moins d'adopter la théorie d'une nouvelle et étrange opération que l'on pratique quelquefois de nos jours.

CHAPITRE V.

Des Parties molles génitales de la Femme.

105. Les parties de la femme qui servent à la génération et à l'accouchement, ont été distinguées en dures et en molles (§. 14.) : celles-ci sont externes ou internes.

106. Les externes sont celles que l'œil peut apercevoir : elles comprennent le mont de Vénus, les grandes lèvres, le petites lèvres, ou les nymphes, et les autres parties plus petites qui se rencontrent vers la commissure supérieure et l'inférieure : à celles-ci, on peut ajouter celles que l'on aperçoit à l'entrée du vagin, et celles du périné.

107. Quoique l'on soit censé connoître anatomiquement et physiologiquement ces parties, nous ne croyons pas hors de propos de dire ici quelque chose sur leur structure, leur situation et leur usage, tant dans la grossesse que dans l'accouchement.

CHAPITRE VI.

Des Parties molles génitales internes de la Femme.

108. Les parties molles internes de la femme destinées à la génération et à l'accouchement, qui ne sont pas exposées à la vue, mais que le doigt peut découvrir et toucher,

sont le vagin, la matrice, et les parties qui dépendent de celle-ci.

109. Le vagin est un canal membraneux très-plissé : il commence à son propre sphincter, et se termine à la partie la plus basse du col de la matrice, où il prend le nom de *voûte* ou *fond* du vagin, auquel les accoucheurs doivent faire beaucoup attention.

110. Le vagin a quatre parois, une antérieure, une postérieure et deux latérales : ces parois n'ont cependant pas toutes la même hauteur, mais elles sont proportionnées à celle du petit bassin. (§. 53.)

111. La cavité du vagin ressemble à-peu-près à celle d'un intestin, dont les deux extrémités coupées à plan oblique se dirigent vers les os pubis. (*Tab.* 3, *fig.* 10.)

112. L'axe du vagin (§. 81.) décrit une ligne courbe, dont la convexité regarde le sacrum et la concavité le pubis.

113. La matrice située dans le bassin, entre la vessie urinaire et l'intestin rectum, est ce muscle creux, qui, de tous les organes qui servent à la génération et à l'accouchement, mérite la plus grande attention.

114. La forme extérieure de la matrice, dans l'état ordinaire, ressemble assez à celle d'une petite bouteille ronde, un peu aplatie. On y observe six faces, une supérieure, une inférieure, une antérieure, une postérieure et deux latérales. (*Tab.* 3, *fig.* 1.)

115. La forme intérieure d'une matrice, dans l'état de vacuité, ne ressemble en rien à celle qu'elle a extérieurement. Coupée verticalement, elle présente une petite cavité circonscrite par un triangle curviligne. (*Tab.* 3, *fig.* 2.)

116. La cavité interne de la matrice est composée d'à-peu-près autant de parois, que la face extérieure (§. 114.); mais ces parois n'ont pas toutes la même épaisseur et la même solidité; les supérieures ont beaucoup plus de corps que les inférieures, et sont beaucoup moins compactes.

C'est dans cette disposition des parties que consistent la force spécifique et la fermeté de toute la matrice en général. (*Tab.* 3, *fig.* 2.)

117. En coupant deux fois en travers la matrice aux endroits déterminés, on a trois morceaux; le supérieur est appelé le *fond* de la matrice, celui du milieu le *corps*, et l'inférieur le *col*. (*Tab.* 3, *fig.* 2.)

118. Ces deux coupes transversales (§. 117.) déterminent le grand et le petit diamètre de la matrice; et la dernière, c'est-à-dire, celle qui sépare le col du corps, s'appelle *segment inférieur*; les deux autres parties supérieures de la matrice, restent, alors, comprises sous la dénomination de *segment supérieur*, et la ligne de division, qui est la supérieure et la plus haute, porte, quoique très-improprement, le nom d'*axe transversal* ou *petit axe de la matrice*. (*Tab.* 3, *fig.* 2.)

119. En général, on donne le nom d'*axe* à cette ligne qui parcoure longitudinalement la matrice par le milieu; mais il seroit mieux de la nommer le *grand axe longitudinal*, pour le distinguer du premier. (§. 118.) (*Tab.* 3, *fig.* 4.)

120. Dans les accouchemens naturels, l'axe de la matrice (§. 119.) approche de la circonférence de l'extrémité supérieure de l'axe du bassin, lorsqu'on le considère comme une ligne droite (§. 80.); ce qu'il est important de connoître, à cause de la déviation qu'il souffre dans les accouchemens contre nature.

121. Le segment inférieur de la matrice, ou le col (§. 117.), mérite une attention particulière. Il ressemble, par la forme, à deux cônes tronqués, unis l'un à l'autre par leur base. (*Tab.* 3, *fig.* 3.)

122. On divise encore le col de la matrice, par une section particulière, en deux cônes, dont l'inférieur est presque à moitié entouré par le vagin; on l'appelle *cône inférieur* du segment inférieur.

123. La partie la plus basse de ce cône inférieur qui

est libre dans le vagin, à laquelle on pourroit donner le nom de *portion vaginale*, est terminée à sa pointe par l'orifice de la matrice. (*Tab.* 3, *fig.* 2.)

124. On considère, en général, deux orifices au col de la matrice, un supérieur et un inférieur, ou un interne et un externe; mais on ne doit pas donner à ces dernières dénominations le sens que leur donnoient les anciens. (*Tab.* 3, *fig.* 2.)

125. Le canal qui conduit de l'orifice externe à l'interne (§. *précéd.*), s'appelle *canal du col de la matrice*. Ses rides membraneuses ont, pour ainsi dire, la forme d'un petit arbre : c'est ce que les anciens ont appelé l'*arbre de vie*.

126. L'orifice externe de la matrice est principalement formé de deux lèvres, l'une antérieure, l'autre postérieure : la première avance et descend ordinairement un peu plus bas que l'autre : du concours de ces lèvres unies l'une à l'autre, naît ce que l'on nomme la *fente transversale*. (*Tab.* 3, *fig.* 1.)

127. On remarque encore deux autres lèvres latérales à l'orifice de la matrice, mais seulement dans le tems de l'accouchement, et quand cet orifice a pris une forme circulaire. Ces lèvres latérales se remarquent non-seulement assez dans le tems de l'accouchement, mais elles méritent une attention particulière dans les accouchemens contre nature.

128. En général, on peut dire que trois ouvertures conduisent à la cavité de la matrice; l'une, située en bas, y conduit par le canal du col, et une autre de chaque côté, par le milieu des trompes. (*Tab.* 3, *fig.* 2.)

129. Les autres parties qui appartiennent à la matrice (§. 108.), sont supposées être connues, tant anatomiquement que physiologiquement; dans le cas contraire, il faudra les faire connoître. De chaque côté de la matrice, et vers son fond, sont les ligamens larges et les ronds,

les trompes de fallope et les ovaires. Ces derniers exigent la plus grande attention, à raison du rôle important qu'ils jouent dans la fécondation et la grossesse.

SECTION II.

De la Grossesse.

130. La conception et la grossesse sont le résultat d'un accouplement fécondant.

131. La grossesse, en général, ou prise dans un sens plus étendu, est une élévation du bas-ventre qui se fait peu à peu, et qui reconnoît pour cause la distension de la matrice, produite par la présence d'un corps qui a tiré son origine de l'union du mâle et de la femelle qui a précédé.

132. Par conséquent, les parties génitales de la femme, et sur-tout la matrice, sont, pendant la grossesse, dans un état bien différent de celui où elles étoient dans l'état naturel : du moment de la fécondation jusqu'au terme de l'accouchement, elles éprouvent de grands changemens.

CHAPITRE I.

Des choses remarquables dans la Grossesse, et de ses divisions.

133. La génération est le résultat de la conception d'un œuf fécondé dans l'ovaire.

134. Quelle que soit l'hypothèse d'après laquelle on suppose que se fait la fécondation de l'œuf dans l'ovaire, pour que la conception ait lieu, et que la grossesse soit véritable et heureuse, il faut que l'œuf, une fois fécondé dans l'ovaire, se détache de sa cellule, traverse les trompes de fallope, et soit apporté dans la cavité de la matrice.

Pour cela, il faut un certain tems qui n'est pas tout-à-fait indéterminé.

135. Avant que l'œuf fécondé soit parvenu dans la matrice, les parois de celle-ci se gonflent et augmentent en épaisseur. La forme de la matrice, qui, auparavant, étoit celle d'un triangle curviligne, devient ovalaire (§. 115.), et par-là même plus spacieuse et plus propre à recevoir et contenir l'œuf fécondé : la matrice est par conséquent dans un état d'activité avant de renfermer l'œuf. (*Tab.* 4, *fig.* 5.)

136. A peine l'œuf fécondé est-il parvenu dans la cavité de la matrice, qu'il y nage, pour ainsi dire, au milieu des humeurs qu'elle renferme, ou du moins l'œuf n'est-il alors uni à aucun point de la cavité de la matrice; mais aussitôt qu'il a acquis un volume suffisant pour toucher aux parois de la cavité de la matrice, il s'y unit intimément au moyen de ses fibres. Cette opération demande un certain tems qui n'est point du tout indéterminé.

137. Quoique l'œuf fécondé soit déjà parvenu dans la cavité de la matrice, et que les parois de celle-ci continuent à se tuméfier et à grossir à proportion de l'accroissement de l'œuf lui-même, ce n'est que de cette époque, jusque par la suite, que la matrice acquière la plus grande capacité, à mesure que l'œuf qui y est renfermé, prend de l'accroissement. Cela ne contribue pas peu à favoriser le développement des forces de l'œuf et son adhérence à la cavité de la matrice; ce qui prouve que la matrice jouit d'une action, et est vraiment en activité au moment de la conception.

138. Mais cet état de la matrice ne peut pas durer longtems, parce que, à mesure que l'œuf, une fois fixé à sa cavité, augmente de volume, il faut que les parois de la matrice cèdent et fassent place à l'œuf. La cavité de la matrice, autrefois circonscrite par un triangle curviligne (§. 115.), et ensuite devenue ovalaire (§. 135.), ou ayant

une forme ronde, allongée par la disparition des angles aigus, et les côtés auparavant convexes, devenus, pour ainsi dire, concaves, la cavité de la matrice, dis-je, acquière un plus grand volume sur tous les points, quoique ses parois ne cessent de devenir plus épaisses et plus souples par le plus grand afflux d'humeurs qui a lieu jusqu'au troisième mois de la grossesse, de la même manière qu'une éponge sèche que l'on trempe dans l'eau. C'est à cette époque que la matrice, du grand état d'activité où elle étoit, commence à devenir un peu passive.

139. A mesure que la grossesse fait des progrès, c'est-à-dire, de la fin du troisième mois, jusqu'à l'accouchement, l'œuf et la matrice se comportent de manière que le premier augmente de plus en plus de volume, et acquière graduellement un plus grand degré d'activité, tandis que le second, c'est-à-dire, la matrice, devient graduellement passive, à mesure qu'elle se dilate et augmente de volume. L'œuf étant dans un état d'action, et la matrice dans un état de réaction, mais cette action et cette réaction n'étant plus égales, celui des corps qui agit le moins, tombe plutôt dans un état passif. Les parois de la matrice deviennent de plus en plus minces et foibles, mais la matrice ne perd point l'activité dont elle jouit, en qualité de corps vivant, comme le prouve son élasticité. Par conséquent, pendant la grossesse, l'activité de l'œuf est plus grande que celle de la matrice.

140. Au reste, on ne doit pas s'étonner de la grande activité d'un corps aussi petit et aussi foible que l'est l'œuf, comparativement à la matrice. Cette activité effective de l'œuf s'explique facilement par l'incompressibilité des fluides, l'impénétrabilité des solides, démontrées par la physique, et la forme convexe de l'œuf, principalement si l'on fait attention que les fluides montent contre leur propre poids dans les tubes capillaires.

141. En outre, on doit considérer l'œuf comme un corps composé d'autant de leviers que l'on peut imaginer de

points à sa surface, et qui ont tous pour point d'appui commun, le point central de ce corps, de manière que chaque levier agit par son extrémité sur le point de la paroi de la matrice qui lui répond, de même qu'une voûte agit sur la pierre du milieu sur laquelle elle pose, et les pierres qui sont de côté sur celle-ci, parce que tous ces leviers dirigent leur action sur la matrice dans leur accroissement simultané.

142. Cependant, malgré ces puissances mécaniques, l'œuf seroit trop foible pour écarter les parois de la matrice, s'il ne le faisoit que par le moyen du sang qui s'y porte en plus grande quantité, et développe les vaisseaux; la substance de la matrice devient toujours plus souple, parce qu'elle jouit de la faculté de se dilater et de s'étendre (§. §. 135, 138.) : l'existence et l'accroissement de l'œuf, lors même qu'il se trouve situé partout ailleurs que dans la cavité de la matrice, sont une preuve évidente qu'elle jouit de cette faculté.

143. Mais quoique la matrice ait par elle-même la faculté de se dilater et de s'étendre (§. 142), jamais elle ne l'exerce sans mettre en évidence son élasticité toujours croissante (§ 139.). C'est pourquoi la force dont jouit la matrice dans l'état de vie, exerce constamment une pression proportionnée sur l'œuf.

144. Cette pression de la matrice sur l'œuf (§. *précéd.*) contribue encore au développement de celui-ci, et la circulation des humeurs dans les premiers tems, se fait d'une manière analogue à celle qui met en mouvement les humeurs dans l'œuf lors de la fécondation du poulet, c'est-à-dire, par la pression de l'air contenu à l'extrémité obtuse de l'œuf de poule, et raréfié par la chaleur de l'incubation. C'est pourquoi un œuf de poule, considéré physiologiquement, n'est, à proprement parler, qu'une matrice. Les forces vitales qui lui manquent pour se développer de lui-même, lui sont fournies par l'air, au moyen de la pression élastique qu'il exerce sur les autres matières

qui y sont renfermées. Lorsque les forces vivantes de l'œuf, c'est-à-dire, la chaleur et l'élasticité de l'air ne sont pas dans une juste proportion, la fécondation de l'œuf se fait mal; et si l'air manque, on ne doit pas espérer que le développement du poulet ait lieu.

145. Cependant la proportion d'action et de réaction de la part de l'œuf et de la matrice ne peut pas durer toujours; elle a un terme fixé par la nature. Il en est tout autrement, et les choses se passent bien différemment entre l'œuf et la matrice sur la fin de la gestation, c'est-à-dire, à l'époque de l'accouchement, lorsque l'un commence à être passif, l'autre devient actif : cela a lieu régulièrement. En outre, l'extensibilité et l'état passif de la matrice ont une borne déterminée ; et lorsque la matrice est parvenue à ce terme, elle recommence à opérer et à devenir active, lorsque son orifice le permet, et qu'il est devenu la partie qui offre le moins de résistance. Par conséquent, la plus grande activité de la matrice se déploie précisément au moment où cesse sa plus grande inertie.

146. Ces propositions renferment la base des lois naturelles des forces vivantes, relativement aux parties qui coopèrent à chacune des fonctions de la grossesse et de l'accouchement. La seule proportion inégale de ces forces naturelles de la vie, considérées et employées comme puissances mécaniques, peut souvent expliquer l'irrégularité que l'on observe quelquefois, quant au terme de l'accouchement, soit qu'il ait lieu prématurément, ou qu'il soit retardé.

147. La grossesse peut beaucoup varier et être de différentes espèces : elle peut varier, quant au lieu, à la nature, à l'objet et à ses qualités.

148. La différence de la grossesse, quant au lieu, arrive lorsqu'elle se fait hors de la matrice.

149. La conception et la grossesse hors de la matrice, peuvent avoir lieu dans les ovaires, dans les trompes de

fallope, ou enfin dans la cavité du bas-ventre, et alors elle prend le nom de *conception abdominale*.

150. Si la conception a lieu, comme c'est l'ordinaire, dans la cavité de la matrice, on la nomme *vraie* ou *heureuse*; lorsqu'elle arrive dans quelque autre endroit (§. 143), ce qui est très-rare, on l'appelle encore *grossesse vraie*, mais *malheureuse*.

151. L'une et l'autre de ces espèces de grossesse peuvent être formées par un corps vivant ou par un corps mort; le premier peut être un fœtus bien ou mal formé, le second une excroissance, ou plutôt un corps entièrement étranger, auquel on donne ordinairement, quoique très-improprement, le nom de *môle*.

152. On distingue la première espèce de grossesse, que l'on nomme *vraie*, de l'autre que l'on appelle *fausse*: celle-ci a aussi ses variétés.

153. On appelle *grossesse mixte*, celle dans laquelle le corps se trouve situé ailleurs que dans la matrice, lorsque la grossesse est véritable.

154. La grossesse mixte (§. *précéd.*) n'est le plus souvent qu'une disposition à la grossesse de jumeaux.

155. Enfin, la vraie grossesse est encore simple ou composée, c'est-à-dire, formée de deux ou de trois jumeaux.

156. La grossesse composée de plusieurs fœtus, a lieu lorsque deux ou plusieurs œufs de l'un ou des deux ovaires sont fécondés et transmis à la matrice en même tems, ou à quelque distance l'un de l'autre.

157. La superfétation ne peut avoir lieu que dans une matrice double; mais la superfécondation peut arriver dans les premiers jours, même dans une matrice simple. Sans cela, comment verroit-on si souvent des grossesses de jumeaux?

158. Au reste, le cas de matrice double étant un phénomène extrêmement rare, on conçoit que la véritable superfétation doit l'être encore plus.

159. Une structure aussi singulière de la matrice est

ordinairement accompagnée de défauts originaires dans quelques-uns des organes de la femme.

160. Il y a des indices ou signes particuliers, au moyen desquels on reconnoît la grossesse simple et celle composée de plusieurs jumeaux.

CHAPITRE II.

Des signes de la Grossesse simple.

161. Les signes de la grossesse en général, sont ou certains et pathognomoniques, ou incertains, c'est-à-dire, communs et rationnels.

162. Les signes incertains de la grossesse ne sont que des accidens morbifiques qui nous induisent en erreur en nous faisant croire à l'existence de la grossesse.

153. Les accidens morbifiques, considérés comme signes de la grossesse dans le commencement, se manifestent ou dans la matrice elle-même, ou autour d'elle, et sur-tout dans les premières voies; quelquefois ils affectent tout le corps, d'autres fois seulement quelques-unes de ses parties. Ils ont lieu avant le milieu de la grossesse et se manifestent, ou par une irritabilité inaccoutumée des nerfs, ou par la pléthore, par la suppression des règles, ou enfin, du milieu à la fin de la grossesse, par la pression de la matrice tuméfiée sur les vaisseaux sanguins, et par la difficulté avec laquelle le sang circule dans la région abdominale.

164. Les principaux signes de la grossesse sont, en général, un dégoût, une lassitude dans les membres accompagnée de douleurs, certaine altération dans l'esprit et le corps, comme si on étoit menacé d'une maladie grave, une sensation importune et douloureuse au bas-ventre, qui fait que la femme souffre avec peine la pression des habits, le dégoût pour les alimens accoutumés, le désir

de choses extraordinaires, la perte d'appétit, le mal-être, le vomissement, le mal de tête, de dents; la difficulté d'uriner, une chaleur passagère, des vertiges, des évanouissemens : quelques-unes ont le visage pâle, les yeux excavés avec un cercle livide à l'entour; d'autres sont languissantes et accablées de sommeil; il leur vient des pustules au visage ou des taches jaunes sur le front. Le plus important de tous les signes, quoiqu'il ne soit pas le plus certain, est la cessation de l'écoulement du flux menstruel.

165. Quelques auteurs donnent, comme presqu'infaillibles, certains signes qu'ils prétendent que l'on observe pendant l'accouplement, ou peu après; mais ces prétendus signes ne sont que des conjectures peu sûres, et plus sujettes à tromper que les signes incertains eux-mêmes.

166. Les signes certains de la grossesse se déduisent des changemens qui arrivent à la matrice; ils sont sensibles au tact et à l'examen.

167. Ces signes, ainsi que l'examen lui-même, sont de deux espèces, externes et internes.

168. Parmi les premiers, outre la tumeur dure et circonscrite que forme la matrice distendue, et qui est sensible à certaine époque, le signe le plus infaillible est le mouvement du fœtus dans le sein de la mère, vers le milieu de la grossesse et par la suite.

169. Les autres signes extérieurs de la grossesse sont le gonflement du bas-ventre et celui des seins.

170. Les changemens qu'éprouve la matrice dans l'état de grossesse, considérés comme signes internes et certains (§. 166.), se cherchent et se remarquent avec le doigt.

171. Voici quelle est la différence d'une matrice dans l'état de grossesse et dans l'état naturel : le col de la matrice, dans les trois premiers mois de la grossesse, se trouve plus bas dans le bassin, et se rencontre en arrière, plus près de l'entrée du vagin; le ventre paroît aussi un peu plus abaissé; quoique de semblables apparences puissent

être l'effet d'une disposition particulière et naturelle des parties ou de quelque autre accident morbifique.

172. Hippocrate a posé pour principe, que, dans l'état de grossesse, l'orifice de la matrice étoit fermé; mais outre que les anciens n'avoient pas des idées bien justes sur l'orifice ou la bouche de la matrice, c'est qu'ils n'étoient point exercés au toucher. Ce signe a ses exceptions, comme on le remarque chez les femmes qui ont eu plusieurs enfans, et chez celles qui n'ont pas encore été enceintes. Par conséquent, ce signe est nul par lui-même.

173. Celui qui a bien appris à connoître les propriétés du cône inférieur du col de la matrice, pourra facilement, d'après le changement qu'éprouvent son volume et sa consistance, avoir un signe à-peu-près certain de la grossesse, parce que cette partie acquière promptement un plus gros volume en même tems qu'elle diminue de consistance.

174. Ce n'est cependant pas que l'augmentation de volume du cône inférieur ou de la portion vaginale du col de la matrice, au commencement de la grossesse, et la diminution de dureté au troisième mois, continuent d'être en proportion égale dans tous les tems de la gestation; car la portion vaginale devient plus souple (§. 125) vers la fin de la grossesse, en même tems qu'elle perd de son épaisseur.

175. Le ramollissement du segment inférieur de la matrice, principalement du cône inférieur ou portion vaginale (§. *précéd.*), et l'ouverture qui arrive ensuite spontanément de l'orifice de la matrice, en suivant l'ordre naturel, se font de dehors en-dedans.

176. Le doigt porté au fond du vagin, on sent dans la paroi antérieure du segment inférieur de la matrice, au troisième mois de la grossesse, une tumeur molle, hémisphérique, qui fournit un indice non moins certain de l'état de grossesse.

177. La lèvre antérieure de l'orifice de la matrice qui avance un peu plus que la postérieure, et se prolonge davantage

davantage en bas (§. 126.), se trouve raccourcie à cette époque (§. *préc.*), ou plutôt la postérieure s'allonge, ce qui est plus probable, de manière que les deux lèvres forment un plan égal. Ce signe est assez ordinairement certain, du moins chez les femmes enceintes pour la première fois; mais il n'est pas constant chez celles qui ont eu plusieurs enfans.

178. Le signe le moins équivoque de grossesse, est le changement qui survient à la fente de l'orifice de la matrice, qui, de triangulaire qu'elle étoit, prend une forme circulaire. Cela peut s'observer d'assez bonne heure; cependant on ne voit pas que personne en ait jusqu'à présent fait la remarque. Ce signe a lieu, non-seulement dans la première grossesse, mais même dans les suivantes, quoiqu'un peu plus tard et d'une manière un peu moins parfaite. (*Tab.* 3, *fig.* 8.)

179. Ces mêmes phénomènes (§. §. 177, 178.) et surtout si la fente transversale de l'orifice de la matrice est si étroitement resserrée en rond, qu'elle égale à peine le volume d'une lentille, et ne forme qu'un très-petit trou, et si ce trou est lisse, étroit, et pour ainsi dire, entièrement fermé; ces phénomènes, dis-je, indiquent d'une manière certaine la première grossesse; parce que chez les personnes qui en ont eu plusieurs, la fente transversale de l'orifice de la matrice ne prend pas une forme aussi exactement circulaire, et n'est pas si petite; mais la circonférence en est inégale, et l'orifice externe de la matrice reste en partie ouvert comme un petit entonnoir, de manière que l'on peut introduire la pointe du doigt dans le canal du col de la matrice, comme dans un dé à coudre.

180. On parvient quelquefois, dans les premiers mois, à décider la réalité de la grossesse par le moyen de ces signes, d'ailleurs certains (§. §. 172, 177, 178.), aussi difficilement chez les femmes qui ont déjà eu plusieurs enfans, qu'on le fait avec plus de facilité chez celles qui sont enceintes pour la première fois. (§. 179.)

181. Lorsque la femme n'est pas enceinte pour la première fois, on le reconnoît à l'état de la partie inférieure du cône inférieur ou de la portion vaginale (§. 123.), dont le volume reste, dans ce cas, toujours plus gros que chez les personnes qui n'ont pas été enceintes, ou qui le sont réellement pour la première fois (§. 173.), quand même les autres signes (§. §. 177, 178, 179.) ne seroient pas décisifs.

182. Ce signe (supposé que l'on connoisse bien la grosseur naturelle de la portion vaginale qui s'avance en bas dans le vagin) ne manque jamais, même quand après un accouchement prématuré, le frein des lèvres est resté intact; et souvent par la circonférence très-étendue de la portion vaginale, et par les déchiremens que présente l'orifice de la matrice, on peut prononcer que la femme a été enceinte et a eu plusieurs enfans.

183. Si une femme avoit naturellement l'orifice de la matrice conformé comme il l'est dans les premiers mois de la première grossesse (§. §. 182, 183, 184.), on pourroit en conclure qu'elle n'est pas apte à la génération, parce que ce phénomène suppose toujours une difformité qui reconnoît ordinairement pour cause un vice caché de la matrice provenant de naissance ou de quelque maladie.

184. Les signes que nous avons rapportés qui caractérisent la première grossesse (§. 179.), peuvent se rencontrer jusqu'au dernier mois, et même jusqu'aux approches de l'accouchement chez celles qui sont enceintes pour la première fois; dans ces cas, l'orifice de la matrice est ordinairement mince comme une carte, tandis que le contraire a lieu chez celles qui l'ont déjà été plusieurs fois, chez lesquelles il est toujours plus gros, outre les autres irrégularités qu'on y remarque.

185. Aussitôt que la matrice s'est portée du petit bassin dans le grand, et qu'elle commence à tuméfier plus sensiblement le ventre, on distingue souvent alors, avec assez de facilité, une tumeur en-dehors, circonscrite,

dure, formée par la matrice distendue par le fœtus entre les os du bassin et le nombril, ce qui constitue un signe non équivoque de grossesse. (§. 179.)

186. Immédiatement ou peu après le milieu de la grossesse, on sent manifestement en-dehors, les mouvemens du fœtus dans la matrice; preuve incontestable de la vraie grossesse.

187. Enfin, dans les derniers mois, au lieu de l'éminence molle et hémisphérique que l'on sentoit auparavant, on touche avec le doigt la tête du fœtus qui se présente en avant, et qui, dans le commencement, est encore assez mobile, ce qui est un signe aussi certain de grossesse, que le mouvement même du fœtus dans la matrice. Ce phénomène présente naturellement, à cette époque, un genre de divertissement assez semblable à celui des petits diables de Descartes en physique.

CHAPITRE III.

Des signes de la Grossesse de Jumeaux.

188. La grossesse de jumeaux, qui est toujours plus difficile à reconnoître que la grossesse simple, a, comme elle, ses signes douteux et ses signes certains.

189. Les signes douteux sont tous les symptômes de la grossesse simple (§. 164), avec cette différence qu'ils se développent plutôt et avec plus de force.

190. Les signes certains de la grossesse de jumeaux se manifestent en partie pendant la grossesse, principalement vers sa fin, et en partie dans le tems de l'accouchement.

191. Pendant la grossesse, on observe les signes suivans: 1°. A peine le milieu de la grossesse est-il arrivé, que la femme a le ventre aussi volumineux que si elle approchoit du terme; 2°. le mouvement du fœtus se fait sentir, en

général, plus souvent, et souvent en différens endroits en même tems; 3°. le gonflement des jambes arrive plutôt et est plus considérable que dans les grossesses précédentes; 4°. le ventre est ordinairement divisé en deux parties égales, et suivant sa longueur, par un sillon, quelquefois un peu obliquement; 5°. le ventre s'abaisse un peu, et quelquefois point du tout, et l'accouchement se fait ordinairement un peu avant le terme fixé par la nature pour les grossesses simples; 6°. la tête ou quelqu'autre partie du fœtus reste très-élevée et mobile jusqu'au commencement de l'accouchement.

192. On peut cependant très-facilement être induit en erreur par l'abondance des eaux, par l'obliquité du corps du fœtus, et par sa grosseur; d'où il résulte, en général, que dans ce cas comme dans la théorie médicale des signes des maladies, ce n'est que la réunion de plusieurs signes, ou même de tous, qui peut servir de preuve irréfragable.

193. Les signes certains au tems de l'accouchement (§. 190.) sont ceux qui se manifestent immédiatement après la sortie du premier jumeau. Ils sont les moins équivoques de tous, et se reconnoissent bientôt au tact, comme nous l'avons dit (§. §. 190, 191, 192.), tant intérieurement qu'extérieurement : dans ce cas, le ventre reste élevé et dur, et présente une espèce de seconde vessie, dans laquelle on distingue communément les membres du fœtus.

194. Les trijumeaux se distinguent aux mêmes signes (§. 193.) plus fortement prononcés.

195. De même que, par les changemens qui arrivent à la matrice dans l'état de grossesse, on reconnoît cette même grossesse, et on en confirme la réalité au moyen des autres changemens subséquens; de même aussi on peut, à l'aide du tact, rechercher et déterminer avec une certaine précision l'époque de la grossesse. Mais, pour cela, il faut être très-exercé dans l'art du toucher.

CHAPITRE IV.

Du Toucher et de ses avantages.

196. Dans l'art des accouchemens, on appelle *toucher*, une opération, par le moyen de laquelle nous nous mettons à même de reconnoître, par les sens, la disposition et la situation des parties génitales de la femme, celles du fœtus dans la matrice, la grossesse et ses époques, ainsi que tous les objets qui y ont quelque rapport.

197. On distingue en général le toucher en externe et en interne. Le premier consiste à palper le ventre avec la main; le second à toucher l'orifice de la matrice avec le doigt introduit par le vagin.

198. Le toucher externe ou abdominal est presque aussi utile que l'interne; quelquefois l'un ou l'autre suffit; mais il est plus sûr de les employer tous les deux, l'interne servant souvent de preuve à l'externe, et celui-ci affirmant ou infirmant quelquefois les notions que donne le premier.

199. D'après Steidele, on divise le toucher interne en parfait et en imparfait, selon que l'on introduit toute la main ou un doigt seul.

200. Depuis que l'on a examiné plus attentivement les dimensions du bassin, et que, d'après la méthode de Hensler, on est parvenu à les prendre avec des instrumens particuliers, on divise encore le toucher en manuel et en instrumental. Par toucher manuel, on entend celui qui se fait avec la main entière, ou avec le doigt seulement.

201. Le toucher le plus usité jusqu'à présent, le toucher interne ou utérin qui se fait avec le doigt, est extrêmement utile et avantageux dans la pratique des accouchemens : on l'exécute au moyen des doigts indicateur et

du milieu introduits en-dessous, vers le milieu des grandes lèvres, dans l'orifice du vagin; on les porte ensuite un peu recourbés dans le vagin lui-même, de manière que le pouce réponde au pubis, et que l'annulaire et l'auriculaire soient étendus vers le périné; ainsi on parvient à l'orifice de la matrice.

202. Par ce procédé, on parvient, en général, plus haut, parce qu'on comprime et porte en arrière le périné par l'espèce de fourchette que forment l'annulaire et l'auriculaire, ce qui donne la facilité d'atteindre à un point plus élevé du vagin avec le doigt du milieu, comme il est facile d'en acquérir la preuve mathématique.

203. Par conséquent, avec l'indicateur seul, comme le conseillent Rœderer et quelques autres, on ne peut pas parvenir aussi en haut, sur-tout si l'on plie les autres doigts dans la paume de la main, procédé en même-tems douloureux pour la femme, embarrassant et insuffisant pour l'accoucheur.

204. D'ailleurs un seul doigt est insuffisant, car toutes les fois que l'on touche de cette manière un corps que l'on veut examiner sur un seul point, en changeant plusieurs fois de place l'extrémité du doigt, le tact se perd en touchant auparavant d'autres parties que celles que l'on a intention de connoître.

205. Le même inconvénient a lieu, si l'accoucheur se sert des doigts indicateur et du milieu de la même manière, c'est-à-dire, en pliant les autres.

206. Au reste, quand il ne s'agit que du toucher, on ne doit jamais introduire toute la main dans le vagin (§. 199.), pourvu qu'il ne soit pas nécessaire d'examiner en même-tems les parties voisines, de retourner le fœtus, ou d'exécuter toute autre opération.

207. La position à donner à la femme que l'on veut toucher, ne peut et ne doit pas toujours être la même; mais elle doit varier selon les circonstances, et selon l'état et la situation des parties génitales. (§. 61.)

208. Il y a, en général, deux positions à donner à la femme : elle peut être debout ou couchée ; dans ce dernier cas, elle peut être couchée sur le dos, sur le côté ou sur le ventre.

209. Dans quelques cas, on exerce doublement le toucher, en posant une main sur le ventre de la mère en même-tems que l'on touche les parties internes avec l'autre, introduite dans le vagin.

210. Le toucher est d'un très-grand avantage dans les maladies des parties génitales, comme aussi pour décider de la grossesse, de ses tems, et pour la pratique des accouchemens.

211. Ainsi, par exemple, pour ce qui a rapport à la pratique des accouchemens, on reconnoît, au moyen du toucher, 1°. si le bassin est bien ou mal conformé ; 2°. si les douleurs ont lieu ou non ; 3°. si elles sont vraies ou fausses ; 4°. Si l'accouchement est prochain ou éloigné ; 5°. s'il est commencé ; 6°. s'il avance ; 7°. si les eaux sont sorties ; 8°. si l'accouchement s'effectuera de bonne heure, ou s'il ne se fera que plus tard ; 9°. s'il sera facile ou difficile ; 10°. naturel ou contre nature ; 11°. si la matrice est dans une direction droite ou oblique ; 12°. si la femme doit accoucher avant terme ; enfin, s'il y a deux jumeaux.

212. Dans le tems de la grossesse, on découvre, par le moyen du toucher, 1°. si la femme est réellement enceinte (§. 171 *et suiv.*) ; 2°. si elle l'est pour la première fois (§. 179.), et 3°. de combien est avancée la grossesse.

213. Enfin, sans le toucher, il est aussi difficile de reconnoître les vices de la matrice, de son col, du vagin, du rectum, de la vessie, que d'y remédier ; quelquefois même ces vices exigent un double toucher, c'est-à-dire, par le vagin et par l'anus en même-tems.

CHAPITRE V.

Du calcul des tems de la Grossesse.

214. D'APRÈS les lois de la nature, l'accouchement a lieu chez l'espèce humaine, de même que chez les animaux, au bout d'un tems fixe et déterminé, et ce tems arrive au terme de neuf mois solaires, ou mieux, de dix mois lunaires : en comptant quatre semaines pour chaque mois lunaire, et sept jours par semaine, ce qui fait en tout quarante semaines ou deux cent quatre-vingt jours.

215. Pour avoir un nombre juste, il vaut mieux s'en tenir au calcul des anciens mois lunaires ; on compte plus sûrement d'un mois à l'autre, en retenant quatre semaines ou vingt-huit jours par chacun : ainsi la première et la dernière moitié de la grossesse, sont chacune de vingt semaines, et le terme entier est de quarante.

216. On peut diviser le cours de la grossesse en quatre époques ; la première se prend de la cessation des règles ; le mouvement du fœtus dans le sein de la mère forme la seconde ; la troisième a lieu lorsqu'on commence à sentir la tête de l'enfant ; enfin, l'accouchement termine la quatrième.

217. La première époque se remarque ordinairement vers la fin du premier mois, et a coutume de servir de base pour commencer le calcul. La seconde a lieu vers le milieu de la grossesse, ou vers la fin du cinquième mois. La troisième se manifeste à la fin du septième mois ; et la quatrième, qui forme le terme de la dernière moitié et de tout le calcul, a lieu avec l'accouchement, à la fin du dixième mois.

218. L'accouchement arrive donc dans la dixième période quadragésimale, en commençant à compter de la dernière apparition des menstrues, quoique l'expérience

apprenne que les femmes enceintes pour la première fois, parviennent rarement au complément du terme total ; comme aussi une mauvaise position du fœtus, ou sa mort peu avant l'accouchement, peuvent apporter une différence dans le calcul.

219. Les femmes, soit qu'elles comptent par mois solaires ou lunaires, calculent la grossesse ou du commencement, ou du milieu, et fixent pour cela l'époque de la première cessation des règles, ou celle où elles sentirent, pour la première fois, le mouvement de l'enfant.

220. Le calcul pris de l'une ou de l'autre de ces deux époques, et sur-tout de la seconde, n'est pas toujours exact. Il n'est pas rare de voir des femmes accoucher quelques semaines plutôt ou plus tard qu'elles ne croyoient, d'après leur calcul.

221. C'est-à-dire : quelques femmes sentent le mouvement de l'enfant tantôt avant, et tantôt après la vingtième semaine, et cette différence induit facilement en erreur dans un calcul qui dépend ou d'une impression imaginaire et trop aiguë, ou douteuse et à peine sensible.

222. D'ailleurs, le premier mouvement sensible du fœtus peut avancer ou retarder de plusieurs semaines ; mais, dans ce cas, les femmes qui ont de l'usage, savent ajouter ou diminuer, parce que, autant elles l'ont senti plutôt qu'elles ne devoient, en comptant de la première époque, autant ensuite elles sont de tems sans le sentir, *et vice versâ.*

223. Mais il est plus facile encore que la femme se trompe dans son calcul, quand les règles n'ont pas cessé immédiatement après le commencement de la grossesse.

224. Dans ce cas, lorsque le premier mouvement de l'enfant ne rectifie pas l'erreur, elle ne peut l'être que par le toucher.

225. En effet, chez certaines femmes, les règles continuent de couler, quoiqu'en moindre quantité, jusques vers le milieu de la grossesse, et quelquefois même plus

long-tems. Dans ce cas cependant le sang ne vient point du lieu accoutumé, mais bien du col de la matrice; et il est rare que les règles continuent de couler au-delà du septième mois.

226. Chez d'autres, au contraire, il survient vers cette époque une perte de sang qui augmente toujours, et qui est de toute autre espèce que celle qui arrive dans les premiers tems de la grossesse, parce qu'elle dépend de l'insertion du placenta à l'orifice interne de la matrice.

227. Il n'est pas impossible, il est même facile (d'après les paragraphes 225, 226.), d'expliquer comment cette perte peut avoir lieu, après le premier mois de la grossesse, la femme étant, pendant toute la grossesse, dans un état tel que, pendant les derniers mois, elle perd incomparablement plus de sang que pendant les premiers.

228. Plusieurs femmes ont remarqué en elles-mêmes ce signe infaillible de commencement de grossesse; c'est, lorsque peu après avoir eu leurs règles, elles voient paroître de nouveau un flux de sang plus ou moins abondant, ou que ce flux a paru huit jours ou plus, avant l'époque accoutumée.

229. Mais quoique cela arrive chez quelques femmes, il n'en est pas moins vrai que le sang ne provient pas de la même partie de la matrice dans les deux cas (§. 134.). Il est facile de concevoir le motif pour lequel le sang n'entraîne pas avec lui dans son flux le petit œuf, comme cela paroîtroit devoir arriver toujours.

230. On conçoit aisément par-là, que la conception peut avoir également lieu avant et après les règles.

231. Les femmes ne se trompent guère pour ce qui regarde le flux menstruel, lorsqu'elles se rappellent de la dernière fois qu'elles ont eu leurs règles de la manière accoutumée; cela leur suffit pour déterminer avec précision le terme de la grossesse, l'accouchement devant avoir lieu dans la dixième période quadragésimale, en

comptant du commencement de la dernière apparition du flux menstruel.

232. Les accouchemens avant terme, ceux qui sont prématurés, ainsi que les tardifs, dépendent le plus ordinairement des périodes du flux menstruel.

233. Une femme peut, en quelque sorte, accoucher huit ou quatorze jours avant la fin de la quarantième semaine, lorsque l'époque de la fécondation est calculée sur le dernier flux menstruel; mais, d'après ce que nous avons dit (§. 222.), on ne peut presque pas se tromper d'un seul jour dans le calcul de l'accouchement, car autant il manque de tems de cette manière, autant le fœtus est éloigné d'être à terme, et ce n'est point à la totalité du terme de l'accouchement qu'il manque du tems.

234. De la même manière, c'est-à-dire, lorsque l'instant de la fécondation est calculé d'après le dernier flux menstruel, une femme peut accoucher huit jours ou plus après la quarantième semaine; mais, dans ce cas, le tems qu'il y a de plus est pris sur le compte du fœtus, et non point sur le terme complet de l'accouchement.

235. Il est facile de trouver des exemples de ces deux cas; la pratique en fournit assez fréquemment.

236. En comptant de l'époque de l'accouchement en remontant, on peut bien déterminer avec précision celle de la dernière menstruation, mais non pas le jour précis de la fécondation.

237. On dit encore à cet égard, que les enfans mâles viennent au monde huit jours ou plus avant les enfans femelles; mais on ne voit pas sur quoi cette opinion, que la raison combat, pourroit être fondée; car un sexe plutôt qu'un autre ne peut pas rendre l'accouchement plus ou moins facile, plus ou moins prématuré.

238. Mais il est prouvé par le raisonnement, et l'expérience le confirme tous les jours, que les femmes enceintes pour la première fois, et celles qui portent deux ou plusieurs enfans, accouchent plutôt que les autres.

CHAPITRE VI.

Des changemens ultérieurs qui surviennent à la Matrice jusqu'à l'époque de l'accouchement.

239. Outre les changemens que nous avons indiqués (§. 171 *et suiv.*), il en arrive encore d'autres qui sont autant de signes de la grossesse, et qui ont lieu pendant les autres mois dans la matrice : on peut les observer tant intérieurement qu'extérieurement.

240. Le premier changement qui se manifeste à l'extérieur, est l'élévation du ventre qui commence à avoir lieu après le troisième mois; avant ce terme, le ventre avoit été en quelque sorte plus aplati qu'à l'ordinaire.

241. Cette distension devient de plus en plus sensible, de manière qu'au cinquième mois, vers le milieu de la grossesse, on distingue sensiblement une tumeur circonscrite, dure, formée par la matrice distendue par le fœtus, à travers les tégumens communs du bas-ventre, entre les os pubis et l'ombilic.

241. Cette tumeur circonscrite et dure, formée par la matrice, augmentant toujours, le ventre se distend beaucoup plus dans les mois suivans de la grossesse, de manière que le sommet de la voûte de la matrice se trouve, dans le sixième mois, vis-à-vis l'ombilic; dans le septième, deux doigts plus haut; dans le huitième, il parvient jusqu'à l'espace moyen entre l'ombilic et le creu de l'estomac, auquel il parvient dans le neuvième mois, et d'où il s'abaisse ensuite dans le dixième, pour rester à la hauteur à laquelle il étoit parvenu sur la fin du huitième mois. (*Tab.* 4 *et* 5.)

243. On peut donc, dans les cas naturels, non-seulement reconnoître la grossesse extérieurement, mais même déterminer encore ses différens tems; quoiqu'il arrive

quelquefois, lorsqu'on s'en rapporte aux seuls signes extérieurs, qu'au septième mois, la convexité du fond de la matrice s'élève jusqu'à l'endroit où on la trouve ordinairement pendant le huitième et même pendant le neuvième mois; ce qu'on reconnoît facilement par le toucher interne, à cause de la grande différence que présente la disposition des parties.

244. Passé le milieu de la grossesse, la matrice ne peut s'élever et s'étendre dans le bas-ventre, sans que la forme de l'ombilic ne change en même-tems; aussi, vers le septième mois, perd-il la petite fossette qu'il forme dans l'état ordinaire, et devient-il aplati; dans le huitième mois, il commence à se porter en-dehors à sa partie supérieure; dans le neuvième, il s'y porte aussi inférieurement, et dans le dixième, il est dans le plus haut degré de proéminence.

245. C'est ainsi que les choses se passent chez les femmes enceintes pour la première fois, quand l'ombilic est bien conformé; chez celles au contraire qui ont déjà été enceintes plusieurs fois, les mêmes mutations de l'ombilic ont lieu un mois plutôt, toutes choses égales d'ailleurs.

246. La matrice parvient d'autant plus aisément à opérer ce changement de l'ombilic, que les intestins, à mesure que la matrice s'élève, se placent de manière que, depuis le milieu de la grossesse jusqu'à sa fin, il ne s'en trouve aucun entre la matrice et les muscles du bas-ventre.

247. Par conséquent, on n'observe pas chez les femmes enceintes pour la première fois, comme chez celles qui l'ont déjà été plusieurs fois, le même changement dans l'ombilic, tant par rapport au tems que par rapport à la forme (§. 244, 245.); quoique chez toutes, depuis le milieu de la grossesse, l'ombilic se porte plus en haut, à moins que la femme n'ait le ventre très-pendant, auquel cas on remarque précisément le contraire.

248. L'affaissement de la matrice se fait en beaucoup

moins de tems que son extension ; la première est à l'autre dans une proportion très-inégale : malgré la diminution relative des eaux du fœtus dans les trois derniers mois de la grossesse, la matrice acquiert presque autant de volume que dans tous les mois précédens, quoique, dans le dernier mois, l'augmentation de la matrice, à raison de son abaissement et de la plus grande diminution des eaux, n'en soit que plus sensible ; aussi le ventre qui est abaissé, se trouve-t-il moins proéminent et moins distendu.

249. Or donc, l'élévation de la matrice dans l'état de grossesse étant en proportion inégale avec son abaissement dans le ventre (§. 248.), c'est-à-dire, comme 6 est à 1, l'extension de la matrice dans le même état, par rapport aux premiers et derniers mois de la grossesse, est dans une proportion bien différente, c'est-à-dire, comme 7 est à 3.

250. Dans les trois premiers mois de la grossesse, la matrice, à raison de son poids, se porte toujours plus profondément dans le petit bassin, où elle continue d'augmenter de volume ; alors il est facile de toucher l'orifice de la matrice avec le doigt (§. 171) ; mais, au contraire, dans les mois suivans, la matrice s'élève, parce le petit bassin manque d'espace pour la contenir ; elle s'étend et se porte toujours plus en haut (§. 242.), ce qui fait que l'orifice de la matrice s'éloigne de celui du vagin, et qu'il est plus difficile d'y parvenir avec le doigt, ce qui a lieu jusqu'au dernier mois, pendant lequel la matrice s'abaissant, elle s'approche davantage, et revient au point où elle étoit dans le troisième mois.

251. Cela veut dire que, plus la matrice, après le troisième mois de la grossesse, s'étend et se porte en haut dans le bas-ventre (§. 242.), plus son orifice s'étend et s'éloigne de celui du vagin.

252. Et plus la matrice, dans l'état de grossesse, s'élève dans le ventre (§. 251.), plus son fond se porte en avant. (*Tab.* 5.)

253. Quelquefois plus le fond de la matrice, toujours dans l'état de grossesse, se porte en avant, plus son orifice se trouve déjeté en arrière.

254. Par conséquent, dans l'état de grossesse, l'axe de la matrice varie de mois en mois, de manière qu'après le milieu de la grossesse, il se rapproche de celui du bassin, mais dans le dernier, il forme le plus communément, avec l'horizon, un angle plus aigu que l'axe même du bassin. (*Tab.* 5.)

255. La matrice étant portée à son plus haut degré de hauteur dans le huitième et le neuvième mois de la grossesse, elle se dérobe plus que dans tout autre moment à nos recherches.

256. La paroi supérieure que forme le fond de la matrice, est la partie la plus épaisse, mais en même tems la moins dense, parce que son tissu est plus rare (§. 116.); aussi le fond est-il la partie qui se distend davantage et le plutôt.

257. Les parois du corps de la matrice sont moins épaisses, mais plus solides (§. 116.) que celles du fond; par conséquent, le corps se dilate moins et plus tard que le fond.

258. Le col de la matrice, qui est la partie la moins épaisse, est cependant celle qui jouit de plus de force (§. 116.); elle est aussi celle qui se dilate le moins et le plus tard.

259. Cependant la force des diverses parties de la matrice dépend de l'épaisseur et de la solidité proportionnées de ses parois (§. 116.), et elle est telle que la matrice, douée d'ailleurs d'une force propre qui lui est fournie par le sang qui y aborde régulièrement en plus grande quantité, devient plus souple, se dilate davantage, et peut s'étendre graduellement de haut en bas, (suivant en cela les lois de son resserrement lors des douleurs de l'enfantement), sans que ces propositions (§. §. 256, 257, 258) soient contraires aux principes d'une saine physique.

Car il ne suffit pas qu'une chose soit plus grosse qu'une autre pour avoir plus de force; l'une, au contraire, peut offrir une plus grande résistance et s'étendre plus tard que l'autre.

260. Comme cependant le corps de la matrice contribue à la distension de son fond (§. 259.), de même aussi le col contribue à son tour à celle du corps (§. 259.), de manière que le canal devient toujours de plus en plus court, jusqu'à ce qu'enfin il disparoît entièrement. (*Tab.* 4 *et* 5.)

261. Cependant, avant que cette partie du col de la matrice, connue sous le nom de *segment inférieur du cône inférieur*, ou de *portion vaginale*, qui s'avance par sa pointe libre dans le vagin, consacre une portion de sa propre substance à la dilatation de tout le segment inférieur, ou qu'elle commence à s'effacer, on sent déjà en-devant, la partie supérieure du col de la matrice distendue et enflée en-dedans et à travers la paroi antérieure du vagin, vers son fond, la tête du fœtus très-mobile, presque comme une noix dans sa coque. (*Tab.* 4 *et* 5.)

262. Peu après le segment inférieur du cône inférieur, libre en partie dans le vagin, ou sa portion vaginale (§. 123.), doit contribuer pour sa part au parachevement de la dilatation. Pour cela, il devient toujours plus court, et se perd presque, de manière que, par la suite, il n'a plus que la forme d'un petit cercle. (*Tab.* 5.)

243. Alors tout le segment inférieur de la matrice s'offre au doigt porté au fond du vagin, sous la forme d'un petit hémisphère; et la tête du fœtus, devenue plus pesante, et située plus en bas, se place dans le segment inférieur, qui est dilaté, comme dans un bonnet. (*Tab.* 4 *et* 5.

264. Enfin, l'orifice de la matrice est en partie employé à la dilatation du col, c'est-à-dire, que le petit cercle s'efface (§. 262.) peu-à-peu, et l'orifice de la matrice commence ensuite à s'ouvrir. Toute l'étendue du canal du col de la matrice ou la distance de l'orifice supérieur à l'inférieur,

se

se trouve alors réduit à la grosseur de quelques lignes, de même que la substance du segment inférieur. (*Tab.* 5.)

265. Les parois du segment supérieur de la matrice, c'est-à-dire, le fond réuni au corps, sont alors, par rapport à la grossesse, en proportion avec celles du segment inférieur (§. 256 *et suiv.*); à cela près cependant que la matrice a toujours plus d'épaisseur à l'endroit où s'implante le placenta; le col de la matrice, ainsi que son orifice, se trouvent alors avoir perdu, à proportion, davantage de leur épaisseur. (*Tab.* 4 *et* 5.)

266. On a souvent agité la question de savoir si la matrice, généralement parlant, est plus épaisse ou plus mince dans l'état de grossesse que dans l'état naturel. Les partisans de chacune de ces opinions, ont tort et raison, relativement aux différentes époques de la grossesse. (*Tab.* 5.)

267. Les autres changemens qui arrivent en particulier aux ligamens ronds pendant la grossesse, ne méritent pas moins nos considérations, quoiqu'on ne puisse pas les reconnoître au toucher. Ils servent à prouver la vérité de ce qui a été dit (§. §. 256, 257, 258.) (*Tab.* 5.)

268. De même on ne peut pas découvrir avec le doigt les changemens qui surviennent intérieurement au fond et au corps de la matrice: ceux du col sont les seuls sensibles au doigt qui reconnoît principalement sa partie antérieure qui est dilatée, et intérieurement la tête du fœtus qui est souvent très-mobile (§. 261.). Cet état de choses ne se rencontre cependant pas avant la fin du septième mois, car avant que la tête du fœtus soit la seule partie qui s'avance antérieurement sur le col de la matrice, on ne peut la sentir bien distinctement, ni remarquer que le col même de la matrice est déjà suffisamment dilaté et a pris la forme d'un petit hémisphère (§. 263.).

269. N'y ayant donc aucun changement notable dans le col de la matrice (§. 226.) avant la fin du septième mois, l'hémisphère (§. 257.) ne commence à se former que dans le huitième, et c'est alors seulement qu'on peut

bien le distinguer avec le doigt; et quoique le milieu du cône inférieur soit alors immuable, la tête, devenue longue et aiguë à mesure qu'elle avance dans le vagin, peut désormais se sentir plus distinctement (§. §. 261, 268.), puisqu'elle est alors plus pesante.

270. Mais si cet hémisphère (§. 263.) est déjà parfaitement formé dans le neuvième mois, on remarque que la portion du cône inférieur, qui auparavant s'alongeoit et s'avançoit en pointe dans le vagin, est disparue, et qu'il n'en reste plus que le petit cercle (§. 262.) : tandis qu'au dixième mois, la tête, qui forme un poids plus lourd sur l'orifice de la matrice, et se porte davantage dans le petit bassin, n'est plus aussi mobile (§. 261.), et se touche avec beaucoup plus de facilité.

271. Par conséquent, avant le dixième mois, il n'arrive aucun changement remarquable à l'orifice externe de la matrice, excepté celui qui a eu lieu au commencement de la grossesse (§. 171 *et suiv.*). Mais ensuite, au commencement de ce mois, le petit cercle s'éclipse (§.262.), et tout le segment inférieur de la matrice s'approche et s'arrondit, mais l'orifice reste encore entièrement fermé. (*Tab.* 5.)

272. Vers la fin du dixième mois, l'orifice de la matrice commence à s'ouvrir, et l'on rencontre plus profondément dans la cavité du bassin, et même à son ouverture moyenne, la tête du fœtus recouverte comme d'une coiffe (§. 263.), de tout le segment inférieur de la matrice (§. 33.). Dès ce moment, le canal du col de la matrice devenu d'autant plus court, reste entièrement ouvert (§. §. 260, 262, 244, 270, 271.), et l'on peut très-distinctement sentir à l'ouverture moyenne du petit bassin, la tête qui se présense par la partie supérieure de l'occipital, un peu plus en-dehors du sphincter du vagin, à travers les simples membranes du fœtus. (*Tab.* 5.)

273. Il paroît étrange que la dernière ouverture de l'orifice de la matrice, ainsi que le ramollissement de tout

le segment inférieur, ne se fassent que de dehors en-dedans (§. 175.) Ce n'est cependant pas sans raison que la nature a posé cette loi immuable. Il en est tout autrement, c'est-à-dire, on observe une marche contraire à l'égard des parties génitales externes lors de l'accouchement.

274. Par des raisons mécaniques, le changement arrivé au col de la matrice en nécessite un dans le vagin, car celui-ci se distend et forme supérieurement une large voûte, ce qui raccourcit en même-tems sensiblement ses parois.

275. Quant on sait bien découvrir et reconnoître tous ces changemens, et qu'on les a observés avec exactitude, on ne peut pas se tromper, ou du moins on peut déterminer avec une certaine précision, le tems de la grossesse, et annoncer l'époque de l'accouchement; quoique chez les femmes qui ont déjà eu plusieurs enfans, il soit plus difficile de déterminer ces tems à l'aide du toucher seul. On peut en dire autant de celles qui sont enceintes pour la première fois, toutes les fois que le fœtus est dans une mauvaise position, la mère étant par cela même menacée d'un accouchement contre nature, puisque, dans l'un et l'autre cas, on n'a pas l'espoir de trouver les parties conformées naturellement.

276. En supposant que l'on puisse espérer un accouchement naturel tant chez la femme qui est enceinte pour la première fois, que chez celle qui a déjà eu plusieurs couches, l'expérience prouve que la première accouche ordinairement huit jours avant l'autre (§. 238.) Cette circonstance a également lieu dans les cas où il y a plusieurs enfans (§. 238.)

277. De ce que l'enfant est dans une mauvaise position dépendante de la disposition vicieuse des parties (§. 275), et de ce que la mère est menacée d'avoir un accouchement contre nature, s'ensuit-il que l'accouchement doive avoir lieu plutôt ou plus tard que dans les cas ordinaires? Cela peut paroître douteux en théorie, mais la pratique

fait voir que dans ces cas mêmes (§. 276.), la nature a fixé l'époque de l'accouchement (§. 218, 231.)

278. Dans ces circonstances (§. 276.), ces deux espèces d'accouchemens ont donc un terme fixe et déterminé (§. 277); mais les accouchemens contre nature sont ordinairement retardés, et leurs progrès sont plus lents, comme s'ils réclamoient et attendoient les secours de l'art.

279. Enfin, il est assez singulier que les changemens qu'éprouve le segment inférieur de la matrice dont nous avons parlé (§. §. 260, 264.), aient également lieu dans les mauvaises positions du fœtus, dans les accouchemens prématurés, dans ceux qui se font avant terme, et même dans les fausses couches, quoiqu'ils se fassent dans un espace de tems beaucoup plus court que celui que la nature emploie ordinairement dans sa marche naturelle (§. 269, 272) : souvent même on les observe à peine avant le commencement du travail de l'enfantement. Lorsque ces événemens imprévus, et qui ne correspondent pas au calcul du tems de la grossesse, ont lieu, on peut souvent en augurer un accouchement malheureux.

SECTION III.

De l'Œuf et du Fruit qui y est contenu.

280. Le tendre fruit ou l'embrion n'est pas immédiatement contenu dans la cavité de la matrice, mais il y est renfermé dans ce que l'on appelle l'œuf. (*Tab.* 3, *fig.* 9.)

281. L'œuf membraneux qui, comme ceux des animaux est obtus à l'une de ses extrémités, et aigu à l'autre, est formé de parties qui, à proprement parler, n'appartiennent pas au fœtus : elles portent le nom de *secondines*, et sont composées d'une triple membrane, du placenta, du cordon ombilical, de l'eau ou liqueur de l'amnios.

282. L'église catholique romaine rend indispensable la distinction des parties du fœtus de celles de l'œuf pour la validité du baptême, parce que, outre les membranes qui se présentent dans l'accouchement naturel, il peut encore, dans un accouchement contre nature, se présenter d'autres parties de l'œuf à l'orifice de la matrice.

CHAPITRE PREMIER.

Des Membranes de l'œuf.

283. Les anciens croyoient que l'œuf n'avoit que deux membranes, le chorion et l'amnios; mais, depuis Hunter, on en connoît une troisième, ou du moins cet auteur est-il le premier qui l'ait examinée, dessinée et décrite avec le plus d'exactitude; c'est pourquoi nous la nommerons désormais *membrane de Hunter.*

284. Cependant Meckel admet quatre membranes à l'œuf; 1°. la membrane caduque de la matrice; 2°. la membrane caduque réfléchie; 3°. le chorion, et 4°. l'amnios.

235. La membrane appelée *membrane caduque de Hunter,* n'est pas exactement et partout la même, elle est même assez distincte, et c'est pourquoi, pouvant la considérer comme formée de deux autres membranes, la différence n'existe que dans la manière de l'examiner et de la décrire.

286. Mais il ne faut ni confondre la membrane frangée de la matrice, décrite par Hunter, avec la membrane réfléchie de la matrice du même auteur; ni prendre la dernière, comme l'ont fait quelques anciens, pour la membrane externe du chorion; ni même, comme Baudelocque, ne faire des deux qu'une seule et même membrane: car, outre que leur structure est différente, c'est que celle-ci se développe aussi plus tard que la première, et

qu'elle sert à recouvrir toute la surface de l'œuf, lorsqu'il est réellement formé.

287. La membrane de Hunter (§. §. 283, 285.) est formée de celle à laquelle on a donné le nom de *membrane caduque*, et de celle qui portoit celui de *membrane réfléchie de la matrice*.

288. La nomenclature de cette membrane varie autant qu'il y a eu d'anatomistes et de physiologistes qui en ont parlé; et sa synonymie est aussi étendue que celle des plantes dans Linné, et dans les auteurs qui ont décrit jusqu'aux noms triviaux dont se servent les apothicaires; cependant le nom d'*amnios* est celui qui lui a été donné par les premiers écrivains, et qu'elle a conservé de tout tems et chez tous les peuples.

289. Sans rechercher si la membrane décrite aujourd'hui sous le nom de *membrane de Hunter*, a été connue de Galien et d'Arété, et si Fallope et d'autres en ont fait mention; sans faire des distinctions et des recherches inutiles, nous la considérerons comme formée dans la grossesse de deux lames distinctes, dont chacune ressemble à la membrane frangée des intestins, appelée *membrane musculeuse*, que quelques autres ont prises pour la lame externe du chorion, ce qui justifie assez les différentes dénominations qui lui ont été données.

290. Par exemple, Hoboken l'appelle *membrane rétiforme*. Rouhold la compare à un réseau; Ruisch et Burton à la membrane frangée du placenta. Albinus (très-indécis), lui donne le nom d'*enveloppe membraneuse de l'œuf*; Haller et d'autres, celui de *chorion spongieux* ou *velouté*. Denmann (plus indécis encore), la nomme *membrane unie*. Enfin, la plupart des auteurs l'appellent, en allemand, mais avec moins de raison, *chorion spongieux*, *membrane veloutée* ou *caduque de Hunter*, *membrane veloutée renversée de Hunter*, ou *membrane réfléchie*.

291. On ne peut mieux se tirer de cet embarras de

noms, qu'en admettant la division des membranes de l'œuf proposée par Blumenbach : il les divise en propres et en non propres, ou en constantes et non constantes : les deux dernières appartiennent en propre à la matrice (§. §. 285, 286), et les deux premières proviennent et dépendent de l'œuf (§. 284.)

292. Mais en admettant cette nomenclature, on peut regarder comme certain que la membrane décidua ou caduque de Hunter, que Sandifort appelle *membrane décidua externe de la matrice*, n'est autre chose qu'un réseau enflammé et une lymphe transudée et épaisse, qui, déjà avant l'existence de l'œuf, ou avant sa conception dans la cavité de la matrice, a une organisation vasculaire, et revêt toute la cavité de la matrice, à l'exception de son ouverture.

293. De même aussi, il est certain que cette membrane se réfléchit et se répand sur l'œuf, comme le péricarde sur le cœur; c'est pourquoi, dans les derniers tems, on l'a nommée, avec raison, *membrane réfléchie de Hunter*.

294. De même que, suivant Haller, la membrane externe de l'œuf (§. 290) forme proprement la membrane caduque de la matrice; de même aussi, d'après Meckel (§. 284.), la première membrane de l'œuf qu'il faut, ainsi que la précédente, bien distinguer de la membrane décidua réfléchie de Hunter (§. 286.), sera appelée lame interne de la membrane frangée de Hunter.

295. Cependant ces deux membranes sont exactement unies ensemble, au moyen de leurs fibres qui communiquent de l'une à l'autre, et elles contribuent par la suite à former la partie maternelle du placenta.

296. Mais lorsque l'œuf, qui existoit avant le tendre embrion lui-même, est fécondé, et que la vésicule de Graaf s'est détachée de la cellule de son ovaire, pour être reçue par les trompes de Fallope (§. 134), alors l'œuf nage, pour ainsi dire, dans une humeur lymphatique

séparée dans la cavité de la matrice (§. 156.), il s'affermit enfin en s'unissant au moyen des fibres délicates de sa membrane propre externe (§. 136.), aux nombreuses terminaisons très-déliées de son vaisseau primitif, ainsi qu'à la membrane de Hunter qui vient de la matrice; et c'est de cette réunion de vaisseaux de deux espèces différentes que résultent les premiers élémens de la partie du placenta qui répond au fœtus.

297. Ces élémens jouissant d'abord d'une consistance médiocre, formés d'une infinité de vaisseaux très-déliés, et d'une membrane demi-transparente, s'unissent au placenta à l'endroit où l'œuf se replie en quelque sorte sur lui-même, pour n'occuper que le moindre espace possible, et s'accommoder à la forme ovoïde de la matrice; et lorsqu'ils ont acquis plus de consistance, ils unissent, au moyen de vaisseaux plus gros, le placenta, qui a également augmenté de volume, à la face interne de la matrice, comme ils unissent le reste de l'œuf à la partie la plus évasée de la cavité de la matrice, par le moyen de ses vaisseaux.

298. La membrane veloutée et renversée de Hunter ne revêt pas seulement toute la circonférence de l'œuf et les vaisseaux externes du placenta, mais elle pénètre celui-ci jusque dans sa substance même; et l'on peut dire que le placenta lui-même n'est autre chose qu'une portion de la membrane veloutée, rendue plus épaisse et plus forte à la grosse extrémité de l'œuf, par le moyen de la lame externe du chorion

299. On ne trouve guère la membrane veloutée entière, que dans les accouchemens prématurés; car dans la sortie du placenta à terme, la plus grande partie reste volontiers attachée au-dedans de la matrice, d'où elle sort par la suite avec les lochies : c'est pourquoi on voit çà et là aux membranes qui restent quelquefois des fragmens tantôt plus gros, tantôt plus petits, de la membrane veloutée, se manifester au côté externe du chorion,

et se faire expulser par des vents introduits dans les cellules.

300. On appelle *chorion* la membrane qui est située plus en-dedans, et tout près de la membrane caduque frangée de Hunter. C'est la même que Blumenbach a appelée *première membrane propre*, Meckel, *la troisième membrane*, et qui est, selon d'autres, la seconde membrane de l'œuf humain.

301. Les anciens Grecs connoissoient déjà cette membrane, et Galien, qui, à la vérité, la regardoit comme le placenta lui-même, a décrit deux lames du chorion.

302. Aussi la synonymie de cette membrane est-elle parfaitement inutile; car Haller, qui la regarde comme la troisième, l'appelle *membrane moyenne* (membranam mediam). Schaarschmit et Vrisberg l'appellent *chorion uni* ou *transparent*; et en allemand on la confond sous les noms de *chorion*, de *chorion moyen transparent*, ou de *tunique membraneuse*.

303. Elle est d'une consistance assez ferme et assez dure, quoique très-délicate, d'abord blanche et diaphane, ensuite opaque, de couleur jaunâtre. Elle est évidemment composée de deux lames unies par du tissu cellulaire, et elle donne passage à quelques vaisseaux visibles et superficiels qui sont fortifiés par ces deux lames; la seconde, qui est interne, accompagne ces vaisseaux jusque dans le placenta, et forme son enveloppe extérieure.

304. Elle contribue aussi, de concert avec la membrane frangée renversée de Hunter, à former la plus grande partie de la poche ovale membraneuse, et revêt avec sa lame interne la surface interne concave du placenta, dont on la sépare assez difficilement.

305. Lorsque la matrice est renversée, la lame externe du chorion paroît aussi composée de flocons pendant le premier mois de la grossesse. Ses fibres s'unissent avec celles de la membrane frangée renversée de Hunter, et contribuent à la formation du placenta.

306. Par la suite, lorsque le placenta a pris son entier accroissement, cette structure floconneuse disparoît; ces deux membranes étant de plus en plus serrées l'une contre l'autre, elles s'unissent bientôt d'une manière intime, et au moyen de leur accroissement progressif, elles deviennent si délicates et si minces, qu'on a peine à les remarquer : elles sont alors si intimement unies, qu'on ne peut les séparer, sans les déchirer, que par la macération.

307. La lame interne du chorion est lisse et unie, au moyen d'un tissu cellulaire très-lâche, avec la dernière membrane qui est située au-dessous d'elle, c'est-à-dire, avec l'amnios. Mais elle y est unie d'une manière très-intime à l'endroit où elle tapisse et recouvre la face concave externe du placenta.

308. Elle recouvre la lame lisse interne du chorion, et n'accompagne ni les vaisseaux, ni le cordon ombilical; mais elle sert d'enveloppe extérieure aux vaisseaux qui traversent le placenta dans toute sa substance.

309. Très-près du chorion se trouve la membrane interne qui est la dernière, et que l'on nomme *amnios*. Suivant Blumenbach, cette membrane est la seconde membrane propre de l'œuf humain, et d'après Haller et Meckel, elle est la quatrième.

310. Cette membrane étoit connue d'Empédocle, et Galien en a fait mention sous le nom d'*amnios*, qui lui est resté.

311. Elle est manifestement blanche, dépourvue de vaisseaux, mince et transparente, par conséquent plus délicate que la précédente. Elle tapisse la surface interne du placenta, d'où elle se détache plus aisément que le chorion. Elle pénètre dans le cordon ombilical, et son insertion au placenta est rarement aussi ferme qu'au cordon lui-même; aussi, c'est pourquoi lorsque le cordon se rompt, on trouve souvent d'assez grosses portions de cette membrane qui se sont déchirées avec lui.

312. Ces deux membranes sont unies entre elles, au

moyen d'un tissu cellulaire lâche; c'est pourquoi l'embrion vient quelquefois au monde enfermé seulement dans l'amnios.

312. Le tissu cellulaire qui unit ces deux membranes (§. *précéd.*) adhère cependant plus fortement à l'amnios qu'au chorion; c'est pourquoi, si on sépare d'abord la seconde, elle conserve une forme rude et inégale; au contraire, la surface interne de l'amnios est rendue lisse et unie par l'eau qu'elle renferme, et avec laquelle elle est toujours en contact.

314. Au reste, la membrane amnios se réfléchit sur le placenta, et forme la membrane extérieure du cordon ombilical (§. 311.).

315. Ces membranes, vulgairement appelées *coiffes*, se rompent ordinairement dans l'accouchement, à l'orifice de la matrice, en avant de la tête du fœtus. Dans quelques cas cependant, elles se présentent dans leur entier, quoique la tête du fœtus soit sortie en grande partie, et elles ne se rompent que dans l'acte même de l'accouchement, et à leur circonférence, au lieu de se rompre au centre : alors une partie des membranes reste sur la tête du fœtus : c'est ce à quoi on donne improprement le nom de *coiffe de la fortune*, ou bien on dit que *la tête est armée d'un casque*.

316. Quoique ce phénomène (§. *précéd.*), arrive ordinairement dans les cas où les eaux sont en petite quantité, et où l'accouchement se fait facilement et promptement, les membranes peuvent encore néanmoins se rompre en-dehors de l'orifice de la matrice, lorsque les eaux sont abondantes, ce qui cependant n'arrive pas ordinairement, lorsque les eaux sont formées, et sur-tout vers la fin de l'accouchement, lorsque la tête se présente enveloppée de membranes.

317. Il arrive plus rarement, mais jamais sans que la femme et l'enfant ne courent des dangers, que l'œuf

vient tout entier au terme de l'accouchement, par conséquent le fœtus étant encore enveloppé de ses membranes.

318. Réunies, les membranes ont des usages communs, comme en particulier elles en ont qui leur sont propres. En les considérant, lorsqu'elles sont réunies, comme l'enveloppe molle de l'œuf, elles servent, 1°. à recevoir l'eau et à empêcher qu'elle s'échappe par quelque endroit; 2°. à coopérer à l'union des différentes petites parties rondes et séparées du placenta, et au lien qui l'unit à la matrice; 3°. à la dilatation nécessaire de l'orifice de la matrice dans l'accouchement, par le moyen de la vessie formée par les eaux. En particulier, elles servent, 1°. à préserver l'œuf dans la cavité de la matrice, et à absorber les humeurs pour la nutrition de l'œuf et du fœtus; 2°. à augmenter mutuellement leurs forces; 3°. à fournir l'enveloppe externe du placenta et du cordon ombilical; et 4°. à la secrétion des eaux de l'amnios, etc.

319. Il est à remarquer que toutes les fois que la membrane frangée ne prend pas en tems et lieu une consistence raisonnable (§. §. 273, 278.), ou qu'elle devient trop épaisse dans toute la circonférence de l'œuf, qu'elle s'épaissit et devient en quelque sorte charnue, ou lorsqu'elle ne s'étend pas également, et comme il convient, sur toutes les parties de l'œuf, ou qu'elle ne s'y attache pas fermement (§. 297.), le tendre fruit se gâte et se perd.

320. Dans ces cas (§. *précéd.*), l'avortement arrive ordinairement aux environs du troisième mois, après avoir été précédé par une perte; et, excepté les soins et les attentions prophilactiques, on ne peut employer que très-peu de moyens pour conserver l'enfant et empêcher l'avortement. Aussitôt que les douleurs accompagnent la perte, la saignée est ordinairement préjudiciable à la mère, et on ne peut mieux prévenir les dangers qu'elle court, qu'en terminant l'accouchement avec la main. Il est rare que la perte soit proportionnée à la grosseur du

fœtus; elle est même d'autant plus grande et d'autant plus dangereuse, que l'enfant est plus petit.

321. Lorsque, dans les cas dont nous avons parlé (§. §. 319, 320.), l'œuf sort tout entier, et que le fœtus n'a pas encore fait un long séjour dans son enveloppe, alors il s'y trouve souvent intact, ou bien il est comme dissous dans une humeur mucilagineuse trouble.

322. Lorsque l'œuf se rompt à l'issue du tendre germe, et que celui-ci se perd et se confond avec le sang, l'enveloppe de l'œuf reste pendant quelque tems adhérente à la cavité de la matrice, mais il est facile de l'en faire sortir. On croit communément, dans ces cas, que la femme étoit enceinte d'un faux germe, ou d'une môle.

323. Quelquefois l'œuf se rompt de très-bonne heure, et les eaux sortent assez souvent à plusieurs reprises. Lorsque le germe ne sort pas avec les eaux (§. 322.), il est froissé et écrasé dans la cavité rétrécie de la matrice, et presque dissous par l'eau, tandis que l'enveloppe reste attachée et continue de croître dans la matrice, jusqu'à ce qu'enfin elle en sort sous la forme d'une excroissance charnue. (§. 322.)

324. Quelquefois aussi l'œuf commence à se rompre dans le courant du troisième mois, et les eaux s'écoulent à plusieurs reprises (§. *précéd.*), et presque en proportion qu'elles se forment jusque vers le milieu de la grossesse, et même plus tard; mais le fœtus qui, malgré cela, quelquefois ne cesse pas de vivre et de croître, quoique ses parties soient comprimées et froissées dans l'étroite cavité de la matrice, ne peut se dispenser de succomber à un accouchement prématuré.

325. D'autres fois, sans que l'œuf soit rompu ou endommagé, le fœtus cesse de très-bonne heure de se développer; mais l'œuf qui ne cesse pas de croître, sort ensuite sous la forme de môle. Cependant ce corps a toujours la cavité particulière qui le distingue de la môle; et quoique, dans ce cas, le fœtus se présente bien rarement ou même

jamais dans la cavité de cette masse, on peut cependant, d'après l'ampleur de la cavité, déduire à-peu-près, par des raisons physiques, l'époque de la mort du fœtus, comme de l'époque de la grossesse, on peut calculer l'âge que doit avoir le corps étranger lui-même.

326. D'après les vices déjà indiqués de la membrane de Hunter (§. 319.) et du chorion, différens autres vices du placenta et du cordon ombilical, peuvent occasionner une semblable perte, quelquefois avant, quelquefois après le troisième mois; et comme dans ce cas on ne peut prévoir le vice qui existe dans la structure de ces parties délicates, l'art ne peut être que d'un très-foible secours.

327. Une pléthore extraordinaire et générale de la mère provenant de cause interne ou de cause externe, ou des deux en même-tems, principalement si elle répond à l'époque de la menstruation, est, parmi les causes les plus fréquentes, celle qui parvient le plus facilement à détruire les connexions de l'œuf, principalement celles du placenta avec la matrice, et qui donne lieu à l'avortement.

328. Ou bien le sang se répand peu-à-peu et s'introduit entre l'œuf et la matrice dont il détache le placenta, de manière que l'avortement survient après avoir été précédé de fréquens signes de pléthore.

329. Les endroits du placenta ou des membranes de l'œuf qui ont été une fois séparés de la matrice, ne s'y réunissent point, mais ils conservent pour toujours des taches noirâtres, recouvertes de sang extravasé; et dans le cas où le placenta s'est séparé très-lentement, on le trouve ordinairement mortifié et flétri, comme s'il avoit macéré.

330. Dans l'un et l'autre cas, qui sont assez ordinaires chez les femmes pléthoriques qui ont des règles abondantes, on peut, au moyen d'un régime convenable et de petites saignées répétées toutes les quatre semaines, jusqu'au milieu de la grossesse, prévenir le mal et empêcher l'avortement.

331. Dans d'autres cas plus rares, le mal réside dans l'œuf, et reconnoît à-peu-près les mêmes causes (§. 327.) Il suffit, par exemple, qu'il se rompe seulement quelques petits vaisseaux des membranes, pour que le sang s'extravase peu-à-peu, et qu'il se répande entre les membranes qui se grossissent, ce qui procure la destruction inévitable de l'œuf, et par suite son expulsion. La même chose arrive toutes les fois qu'il s'extravase et s'infiltre du sang dans le placenta, et ici, de même que dans les cas dont nous avons parlé (§. 326.), l'art ne peut rien, ou il ne peut être que d'un très-léger secours.

332. Les congestions d'humeurs épaisses qui se forment dans le placenta, et les obstructions qui en sont le résultat, et qui quelquefois donnent naissance à des indurations de cet organe, ont le plus souvent les mêmes suites, et sont également inaccessibles aux secours de l'art.

333. Si, dans les circonstances dont nous avons parlé (§. 331 *et suiv.*), l'œuf ne sort pas, on trouve ordinairement très-altérée la couleur des eaux de l'amnios, et le fœtus présente des signes manifestes de putréfaction. On observe souvent la même chose dans les cas d'avortement plus avancé, et dans ceux d'accouchemens prématurés, lors même que les eaux se sont écoulées depuis peu.

334. Lorsque la sécrétion de l'eau est dérangée ou qu'elle se fait en trop petite quantité, les parties du fœtus s'unissent ensemble d'une manière étrange, ce qui occasionne la mort du fœtus, et par suite, l'avortement.

335. Le cordon ombilical qui, en se tournant autour du col, égorge pour ainsi dire l'enfant dans le sein de sa mère, et les nœuds qui se forment de bonne heure dans ce cordon, en opposant un obstacle à la libre circulation du sang, sont encore autant de causes d'un avortement inévitable.

336. Il est difficile qu'un observateur attentif ne distingue pas dans la pratique chacun de ces cas : au reste, dans tous, l'avortement est précédé d'une perte (§. 320.);

mais cette perte ne dure pas toujours jusqu'au moment où s'opère l'avortement, parce qu'il diminue quelquefois sensiblement avant que l'avortement ait lieu. L'unique moyen de prévenir les accidens fâcheux qui peuvent arriver dans ces cas, est de provoquer adroitement l'avortement, parce que la perte ne cesse jamais que le corps étranger renfermé dans la matrice n'en soit totalement sorti.

CHAPITRE II.

Du Placenta.

337. Le placenta est une partie de l'œuf qui ressemble à une masse charnue de forme aplatie et ronde, formée par le concours d'un très-grand nombre de vaisseaux de toute espèce, unis étroitement au moyen d'un tissu cellulaire, et qui viennent partie du cordon ombilical et partie de la matrice.

338. Ou bien on peut dire, d'après Danz, avec plus de vérité et d'exactitude, que l'on donne le nom de *placenta* à un corps qui consiste en un grand nombre de vaisseaux unis les uns aux autres, au moyen d'un tissu cellulaire, qui est situé entre le chorion et la membrane frangée de Hunter, dans lequel le cordon se prolonge, et par le moyen duquel la lymphe nourricière, reçue médiatement de la mère, est portée à l'embrion.

339. Les anciens avoient coutume d'appeler cette masse, faussement il est vrai, mais non sans raison alors, *foie utérin*, ce qui commençoit à donner une idée des usages de ce corps, que l'on pourroit à présent nommer avec plus de fondement, *poumon physiologique du fœtus.*

340. Hyppocrate a donné au placenta le nom de *chair*; Galien et Aristote celui de *chorion*. Mais les anciens l'ont appellé avec plus de vérité, *mamelle utérine*, ou l'*adjoint du poumon.*

341.

341. Le placenta est composé d'une partie qui appartient à la mère, et d'une autre qui appartient au fœtus (§. §. 295, 296.); ou bien on peut le considérer comme étant formé de la lame extérieure du chorion et de la membrane réfléchie de Hunter; celle-ci constitue la partie maternelle du placenta, et l'autre celle de l'enfant.

342. De même que les vaisseaux de la matrice s'étendent dans la substance maternelle du placenta; de même aussi les vaisseaux du cordon se prolongent dans la partie du placenta qui répond au fœtus.

343. Les vaisseaux qui se distribuent à l'une des substances du placenta, ne pénètrent pas dans l'autre (§. *préc.*), ce qui prouve le rapport immédiat que les vaisseaux de ces deux substances ont entre eux.

344. Les artères de la matrice apportent le sang dans la partie maternelle du placenta à l'extrémité des vaisseaux duquel il suinte une humeur séreuse, coagulable, qui se répand dans le parenchyme qui unit entre elles les deux parties du placenta dont nous avons parlé. Les dernières extrémités de la veine ombilicale, ou les vaisseaux de la partie du placenta qui appartient au fœtus, reçoivent alors du parenchyme, par une faculté qui leur est propre, cette humeur séreuse, la portent au fœtus par la veine ombilicale; là, elle éprouve dans des glandes, qui vraisemblablement chez les fœtus ont acquis toute leur intégrité, différentes préparations qui la transforment en sang.

345. Le sang, qui n'a pas servi à la nourriture du fœtus, est reporté par les artères ombilicales dans la partie du placenta qui appartient au fœtus, d'où il est reçu par les vaisseaux veineux de la partie maternelle qui le transmettent aux veines de la matrice.

346. Dans les premiers tems de la grossesse, l'embrion ne peut point préparer de sang, parce que ses parties ne sont pas suffisamment formées; c'est pourquoi on observe que, dans les premiers mois de la grossesse, l'embrion

n'a point de sang : mais à mesure que le fœtus prend de l'accroissement, la sanguification fait des progrès.

347. Par conséquent, il est clair qu'il n'est pas besoin qu'il passe de véritable sang de la mère au fœtus, pour que la nutrition et l'accroissement de ce dernier aient lieu, et qu'il n'existe aucune communication immédiate des vaisseaux de la matrice avec ceux du placenta, comme on le pensoit autrefois.

348. On divise le placenta en corps, qui est la partie moyenne la plus grosse, et en ourle ou bord formé par la circonférence externe, qui est la partie la plus mince.

349. La forme du placenta est ordinairement ronde; son diamètre est de huit pouces, son épaisseur d'un pouce, et son poids d'une livre.

350. Le placenta présente deux surfaces, l'une externe, l'autre interne. La première est convexe, la seconde concave; cette convexité et cette concavité sont en proportion avec la paroi supérieure de la matrice, et diffèrent par-là même, selon les différens tems de la grossesse. (Voy. *Tab.* 4 *et* 5.)

351. La surface externe convexe avec laquelle le placenta est uni au côté interne concave de la matrice, est formée, pour ainsi dire, comme le cerveau, d'un grand nombre de petits lobes ronds et séparés, ce qui la rend raboteuse et inégale; tandis qu'on remarque le contraire à la surface interne concave qui est tournée vers le fœtus, laquelle est lisse et unie, malgré l'espèce d'éminence qui y est formée par les vaisseaux qui parcourent sa surface.

352. Chacun des petits lobes du placenta, distingué par le moyen de sillons plus ou moins profonds, a un tronc propre de vaisseaux qui se divise en branches particulières.

353. Chaque tronc et chaque branche sont formés par une artère et une veine réunies par une gaine commune. Il est rare que l'on rencontre deux veines ou deux artères au lieu d'un tronc, et par conséquent trois vaisseaux réunis. En supposant cependant, abstraction faite des

anastomoses, qu'il n'y ait qu'une seule artère pour chaque petit lobe, la structure de ces lobes est assez semblable à celle du cordon lui-même.

354. En conséquence, on peut considérer chacun de ces lobes (§. 352.) comme un placenta particulier. En effet, chez les animaux, par exemple, chez la vache, ils sont réellement séparés et épars sur la circonférence de l'œuf; ils portent le nom de *cotilédons*.

355. Le phénomène rare d'un second placenta ou placenta accessoire, mais petit et séparé, n'est autre chose qu'un des lobes du placenta principal (§. §. 352, 354.), mais beaucoup plus éloigné que les autres.

356. La substance de la membrane de Hunter s'introduit dans les sillons des lobes divisés du placenta, et ceux-ci s'impriment dans la matrice, comme un cachet dans la cire d'Espagne.

357. Ce mode d'union du placenta avec la matrice, ne contribue pas peu à leur force. En effet, le placenta est d'autant plus fortement uni à la matrice que sa surface externe est divisée en lobes plus multipliés et plus profonds.

358. Les dernières ramifications des vaisseaux de la surface externe du placenta, s'implantent dans les vaisseaux plus gros de l'intérieur de la matrice, presque comme les racines d'un arbuste s'implantent dans la terre, et elles en sucent l'humeur la plus délicate de la même manière.

359. Le placenta s'attache le plus souvent au fond de la matrice, mais il n'y a aucun endroit de ce viscère où il ne puisse se fixer, sans en excepter son orifice interne.

360. On comprend aisément que cette indétermination de lieu dans l'attache du placenta, peut dépendre de la différente gravité spécifique de l'œuf.

361. Lorsque le placenta est uni au fond de la matrice, comme cela a lieu le plus communément, la forme en est ronde, le cordon ombilical part de son centre, et les

membranes se rompent, dans l'accouchement, au centre du sac oviforme.

362. Mais dans les cas extraordinaires où le placenta se trouve uni partout ailleurs qu'au fond de la matrice, sa circonférence a une forme plus ou moins oblongue; le cordon ombilical ne part plus du centre du placenta, et, lors de l'accouchement, les membranes ne se rompent point au centre du sac.

363. L'insertion du cordon ombilical au placenta, est donc en général, ou centrale ou excentrale, ou à la circonférence. Il en est de même de la rupture des membranes.

364. Quelquefois, mais assez rarement, on trouve le cordon ombilical implanté jusque dans les membranes elles-mêmes.

365. La rupture des membranes est d'autant plus rapprochée du bord du placenta, que l'insertion du cordon ombilical dans le placenta même, est éloignée du centre.

366. Quand le placenta s'implante à l'orifice interne de la matrice (§. 359.), ce qui a lieu très-rarement, sa forme ronde, et l'insertion centrale du cordon n'en sont point changées; mais alors, la femme est inévitablement sujette à éprouver des pertes périodiques dans les derniers tems de la grossesse (§. 226.), et les membranes ne peuvent se rompre naturellement d'elles-mêmes dans l'accouchement.

367. On explique ces divers phénomènes, tant à l'égard de la forme du placenta, que de l'insertion excentrale du cordon ombilical, et de la rupture des membranes, d'après les règles que nous avons développées (§. §. 256, 257, 258.) sur la dilatation régulière des parties de l'œuf.

368. Par conséquent, ces phénomènes dans le placenta et dans le cordon, n'y eurent point lieu dans le principe.

369 Au reste, la différence dans l'insertion centrale

ou excentrale du cordon au placenta, ne contribue pas peu à en rendre facile ou difficile la séparation.

370. Mais il est encore un autre phénomène qui mérite une attention particulière, et qui dépend de l'insertion du placenta dans la cavité de la matrice; je veux parler des différentes espèces d'obliquité de la matrice elle-même.

371. On dit que la matrice est oblique, lorsque son axe ne répond pas à celui du bassin, et qu'il s'en éloigne.

372. Cette déviation ou cette obliquité de la matrice peut être parfaite ou imparfaite.

373. On l'appelle parfaite, quand l'axe de la matrice s'éloigne de celui du bassin, de manière que l'orifice s'ouvre en grande partie hors de l'entrée du bassin; elle se nomme imparfaite, lorsque, dans des cas semblables, l'orifice de la matrice s'ouvre bien à l'entrée du bassin, mais non pas au centre de sa cavité.

374. L'obliquité parfaite et l'obliquité imparfaite de la matrice, peuvent avoir lieu de quatre côtés différens; mais il est rare qu'elles arrivent précisément de l'un de ces côtés; plus ordinairement l'obliquité répond à l'un des espaces intermédiaires.

375. De quelque espèce que soit l'obliquité de la matrice, quand il n'y a d'ailleurs aucun vice de naissance, elle provient originairement de l'insertion du placenta à la matrice, insertion qui n'est point l'effet du hasard. (§. 360.)

376. Quelle que soit l'obliquité parfaite de la matrice, elle est ordinairement changée dans l'accouchement par les seules forces de la nature, en obliquité imparfaite; et quand cela n'arrive pas, l'art doit l'exécuter, après s'être préalablement assuré de l'existence et de l'espèce d'obliquité par les signes qui les caractérisent.

377. Les signes de l'obliquité de la matrice, en général, se manifestent en partie pendant la grossesse, et en partie pendant et après l'accouchement. Mais la théorie des

signes et des procédés manuels requis dans ce cas, appartient plus particulièrement à la partie qui traite des accouchemens difficiles et contre nature.

CHAPITRE III.

De l'arrière-Faix des Jumeaux.

378. Les jumeaux qui sont séparés et distincts ont chacun un placenta, un cordon ombilical, des membranes et des eaux qui leur sont propres.

379. Il est rare que le siége de l'un des placenta soit très-éloigné de l'autre; ils sont au contraire ordinairement si rapprochés, qu'ils paroissent unis l'un à l'autre, et n'en former qu'un seul commun.

380. Dans ce cas, qui est le plus ordinaire, le chorion ne revêt pas entièrement la surface de chaque œuf, mais il est commun aux deux, presque comme si les deux œufs, placés l'un à côté de l'autre, se fussent enveloppés dans le seul chorion. Au contraire, chaque jumeau a son amnios particulier; ces membranes s'adossent mutuellement de deux côtés, et divisent tout l'œuf membraneux en deux cellules, dans chacune desquelles se trouve le jumeau avec ses eaux propres.

381. Cette cloison est quelquefois entière, d'autre fois elle ne l'est pas; cela dépend de la situation des jumeaux dans la matrice.

382. Dans les cas plus rares où les placenta ont leur siége respectif très-éloigné (§. 379.), la cloison n'est pas comme il a été dit ci-dessus, mais chaque fœtus est pourvu de son chorion particulier.

383. Il en est tout autrement, lorsque les jumeaux sont unis par la tête, par la poitrine ou par le dos; ils ont alors en commun toutes les parties de l'œuf, excepté le cordon ombilical.

384. Si les jumeaux sont réunis par la région de l'ombilic, ils n'ont ordinairement qu'un seul cordon, qui est cependant composé de deux veines et de quatre artères, toutes les fois qu'il y a dans les fœtus réunis, deux foies et deux bassins.

385. Mais si la région ombilicale n'est pas dans un état de désorganisation, il y a ordinairement deux cordons très-distincts (§. 383.) qui partent d'un seul placenta.

386. Il est rare de trouver des cas de bifurcation du cordon ombilical; comme aussi il est rare que l'insertion des vaisseaux du cordon ait lieu dans les membranes du placenta (§. 364.)

CHAPITRE IV.

Du Cordon ombilical.

387. On donne le nom de *cordon ombilical*, au lien qui unit la mère à l'enfant, et par lequel seulement celui-ci reçoit sa nourriture.

388. Ce cordon est ordinairement formé d'une veine et de deux artères.

389. Ces vaisseaux sont couchés dans un tissu cellulaire rempli d'une substance gélatineuse, appelée *gélatine de Warton*, et recouverts extérieurement par l'amnios.

390. On connoît moins l'origine de cette substance gélatineuse que ses usages.

391. La membrane qui recouvre le cordon, appelée *tunique vaginale du cordon ombilical*, est un prolongement de l'amnios, et le chorion n'y a aucune part, comme on le pensoit autrefois, et comme le prétend encore Rœderer.

392. Lorsque la surface interne du placenta recouvre le cordon, l'amnios se prolonge sur lui en arrière, et le revêt jusqu'à son entrée dans le ventre du fœtus. Là, la

peau du bas-ventre, ainsi que l'aponévrose compacte du muscle oblique externe de l'abdomen, s'étendent en manière d'entonnoir sur le cordon et sur la membrane amnios elle-même à laquelle elle est légèrement unie.

393. On divise le cordon ombilical, principalement dans l'accouchement, en partie qui répond au placenta, et en celle qui répond au fœtus.

394. Le cordon se porte du placenta à l'ombilic du fœtus. La peau du ventre du fœtus s'étend pour recouvrir la portion *fœtale* du cordon jusqu'à l'endroit où la portion *placentale* est recouverte par l'amnios. (§. 311.)

395. La veine ombilicale, dont le diamètre est du double plus grand que celui des deux artères ensemble, naît du placenta, et se porte par l'ombilic jusqu'au foie du fœtus: les artères ombilicales proviennent ordinairement de chacune des artères iliaques, se portent pareillement le long du cordon, et se perdent dans le placenta.

396. On rencontre rarement une seule artère ombilicale, mais, lorsque cela a lieu, son diamètre est plus gros.

397. Il n'est pas aussi rare que les artères ombilicales tirent leur origine du tronc même de l'aorte. Ce cas, dont la pulsation, qui se continue constamment dans la partie *fœtale* du cordon, fournit le signe presque infaillible après l'accouchement, exige de bien lier le cordon.

398. Les vaisseaux ombilicaux s'entortillent entre eux dans le cordon, par un motif dont la physiologie rend raison; mais ils ne gardent aucun ordre constant.

399. On remarque que les contours des vaisseaux du cordon, sont plus prononcés à mesure qu'ils s'approchent davantage de la portion *placentale*, et que ces vaisseaux dans tout leur cours le long du cordon, ne fournissent aucun rameau: deux choses qui méritent d'être notées par rapport à l'accouchement.

400. En outre, les vaisseaux du cordon sont divisés entre eux dans leur tissu cellulaire par une espèce de cloison.

401. Le tissu cellulaire du cordon est rempli, tantôt plus, tantôt moins, d'une humeur gélatineuse (§. 389.) Le cordon est quelquefois plus gros, d'autres fois plus mince; ce qui n'est pas indifférent dans la pratique des accouchemens.

402. La veine ombilicale (§. 395.) est très-sujette à être variqueuse: ces varices, qui forment çà et là des nœuds dans la continuité du cordon, ont donné lieu à la superstition d'en tirer un pronostic mal fondé.

403. Les artères forment aussi quelquefois de semblables nodosités et circonvolutions.

404. Les vrais nœuds sont cependant très-rares dans le cordon; et, dans quelques cas, ce phénomène met en danger la vie du fœtus. (§. 335.)

405. La formation des véritables nœuds dans le cordon, ne peut s'expliquer que par les révolutions et les changemens de position que le fœtus éprouve dans le sein de la mère.

406. La longueur ordinaire et naturelle du cordon doit être à-peu-près égale à celle du fœtus; cependant le cordon peut être tantôt plus long, tantôt plus court, ce qui arrive naturellement, ou par l'effet d'un accident. Il faut faire attention à ces différens états du cordon dans l'accouchement.

407. Comme la longueur extraordinaire du cordon, et la grande quantité d'eaux facilitent la formation des vrais nœuds, de même aussi ils favorisent les circonvolutions du cordon à l'entour de certaines parties du fœtus.

408. Ces circonvolutions ne peuvent reconnoître d'autres causes que les mouvemens du fœtus dans la matrice. (§. 405.), ce qui fait que ces cas ne sont pas ordinaires, mais purement accidentels. Mais pour ce qui a rapport aux entortillemens du cordon, l'expérience montre souvent le contraire.

409. Les usages du cordon ombilical sont de fournir le moyen par lequel il s'établit une circulation réciproque

entre la mère et l'enfant, mais sans anastomose, de manière que chacun des deux a une circulation qui lui est propre.

CHAPITRE V.

Des eaux de l'Amnios et de ses usages.

410. L'EAU ou liqueur de l'amnios pourroit encore, à juste titre, être appelée *eau de la mère, du fœtus*, ou de *l'accouchement*, parce qu'en effet elle sert également à la mère, au fœtus et à l'accouchement.

411. L'eau de l'amnios, prise dans un sens plus étendu, est de deux espèces; c'est-à-dire, vraie ou fausse : la dernière de ces eaux a un siége et des usages différens de la première.

412. La vraie eau est un peu colorée, de nature muco-gélatineuse, légèrement odorante, quoique, dans sa première formation, elle étoit claire et limpide : on comprend aisément comment arrivent ces altérations, comme aussi pourquoi l'eau fausse reste claire, limpide et sans couleur.

413. L'eau fausse se perd quelquefois long-tems avant l'accouchement, souvent à plusieurs reprises, mais toujours sans douleurs. Son issue ne cause aucun dommage ni aucune altération particulière dans tout ce qui a rapport à la grossesse; ce qui n'a pas également lieu, par rapport à la vraie eau ou à l'accouchement.

414. L'eau de l'amnios, prise dans le sens le plus resserré, où l'eau propre du fœtus (§. 410.) provient, quoi que d'autres en pensent, de l'œuf lui-même; bien que, par la suite, la quantité en soit accrue par d'autres voies particulières, et qu'elle soit sur la fin diminuée de nouveau.

415. On remarque que l'eau du fœtus n'est pas proportionnée au fœtus lui-même, comme les autres parties de

l'œuf dans tous les tems de la grossesse, mais que les parties de l'œuf, et en particulier l'eau, surpassent le fœtus en poids, presque d'autant que celui-ci surpasse les autres, après le milieu de la grossesse; de manière que vers cette époque, les parties qui forment l'œuf et le fœtus sont presque d'égal poids.

416. Les voies par lesquelles l'eau du fœtus augmente, ne peuvent être que les vaisseaux aqueux des membranes elles-mêmes; et celles par lesquelles elle diminue, doivent exister dans le fœtus, en exceptant cependant la bouche.

417. Des expériences décisives prouvent que la membrane de l'amnios n'absorbe point l'eau qu'elle renferme, et que la matrice elle-même ne réabsorbe pas les humeurs qu'elle a fournie pour le développement du fœtus.

418. Les voies d'augmentation de la vraie et de la fausse eau, sont donc les mêmes, mais non pas celles de leur diminution. (§. 416.)

419. De plus, on distingue l'eau du fœtus en celle qui s'échappe avant l'accouchement, et en celle qui s'écoule dans l'acte même de l'accouchement, et immédiatement après.

420. On peut, avec Astruc, appeler celle-là *la première eau*, et celle-ci, *la seconde*.

421. L'utilité des eaux de l'accouchement (§. 410) est très-grande et très-variée pour la mère et pour le fœtus, soit pendant tout le tems de la grossesse, soit pendant l'accouchement.

422. Dès le premier instant de la conception, et pendant toute la grossesse, la liqueur de l'amnios a ses usages. 1°. Elle coopère à la dilatation de la matrice (§. 135 *et suiv.*), et à celle du placenta. 2°. Elle unit l'inégale surface du fœtus, pour que la matrice y exerce sur toutes les parties une pression uniforme, et préserve le fœtus de toute espèce de gêne ou de lésion extérieure. 3°. Elle épargne à la mère les sensations trop fortes qui pourroient

résulter des mouvemens de l'enfant, et diminue le propre poids du fœtus lui-même qui seroit trop pesant pour la mère. 4°. Sous le rapport de bain chaud, elle facilite la circulation du sang dans le fœtus, et de cette manière, elle sert en quelque sorte, à le nourrir et à le faire croître. 5°. Elle facilite les mouvemens du fœtus dans la matrice; et 6°. enfin, elle prévient l'adhérence que pourroient contracter entre elles ses différentes parties.

423. A l'époque de l'accouchement, l'eau sert particulièrement, non-seulement à l'ouverture, à la distension et à la dilatation de l'orifice de la matrice et des parties génitales, mais elle sert encore par la manière dont elle se présente dans ses enveloppes; si elle sort avec bruit, elle fournit une donnée qui sert à juger de la bonne ou mauvaise disposition de l'accouchement et de l'issue qu'il peut avoir.

424. Il ne faut pas non plus passer sous silence le grand avantage que procure l'eau, tant dans l'accouchement naturel que dans ceux dans lesquels il faut retourner l'enfant.

425. L'espèce de vernis dont est abondamment recouverte toute la surface du fœtus, mérite encore une attention particulière, tant à l'égard de sa source qu'à l'égard des avantages qu'il procure au fœtus dans la grossesse et dans l'accouchement.

CHAPITRE VI.

Du Fœtus, de son développement, de sa position et de sa culbute.

426. Les premières traces du fœtus ne sont visibles dans l'œuf humain, que lorsque l'œuf lui-même a acquis le volume d'une grosse noisette.

427. En ouvrant à cette époque le sachet membraneux oviforme, on trouve au centre le fœtus nageant dans une humeur très-claire, sous forme d'un petit nuage trouble, muqueux, formé en quelque sorte de trois petites boules de diverse grosseur.

428. A peine l'œuf a-t-il acquis le volume d'un œuf de pigeon, que l'on aperçoit sur la plus grosse de ces petites boules, qui sert à former la tête, deux points noirs. La boule qui vient ensuite, et dont la poitrine est formée, commence seulement alors à présenter un point rouge dans son centre. La troisième boule dont se forme le ventre laisse sortir d'un point de sa circonférence un petit filet transparent qui paroît tendre à s'attacher au sac membraneux oviforme.

429. Dans le second mois, l'œuf étant parvenu à la grosseur d'un œuf de poule, on trouve déjà la membrane filamenteuse réunie d'une manière assez ferme à l'extrémité obtuse de l'œuf même. (§. 267.) Cette partie est devenue beaucoup plus grosse et de couleur rougeâtre (§. 298.); et la circonférence filamenteuse de l'œuf membraneux qui reste, a déjà perdu beaucoup de sa transparence.

430. Le germe a alors acquis une couleur un peu plus obscure, et n'est pas plus gros qu'une abeille. La tête encore informe, comme la partie la plus grosse du fœtus, tombe sur la poitrine, et la couvre presque entièrement; on distingue alors aisément les yeux qui n'ont encore été que deux points bruns ovales, et le cordon qui s'est beaucoup allongé, et qui tient fermement au centre de l'œuf. Les oreilles commencent alors à se manifester comme des boutons varioleux. On ne découvre encore aucune trace de la bouche ni du nez, mais la moëlle épinière s'aperçoit déjà tout le long de l'épine, sous la forme d'un petit filet blanc. Les extrémités commencent peu-à-peu à se faire voir comme de petites proéminences qui ressemblent à des poireaux.

431. L'œuf étant augmenté du double au troisième mois, le fœtus a déjà sa forme extérieure, ainsi que les doigts et les parties génitales que l'on commence seulement à apercevoir. Dans le cours du troisième mois, les doigts des mains et des pieds, jusqu'à l'ongle, achèvent de se former, mais n'acquièrent leur longueur et leur solidité qu'à l'époque de l'accouchement. Les parties génitales sont encore si imparfaitement développées, que l'on a peine à distinguer un sexe de l'autre, à moins que l'on ne puisse distinguer le clitoris allongé du membre viril par la fente qui se trouve en-dessous.

432. A la fin du troisième mois, toutes les parties du fœtus sont parfaitement développées; alors la force de l'imagination, qui d'ailleurs est en général inerte, ne peut plus avoir d'influence sur le fœtus, à moins que, par l'effet des passions, il n'arrive des congestions et des stases d'humeurs qui peuvent avoir des inconvéniens pour le fœtus.

433. En général, l'accroissement progressif de l'homme qui n'est point encore né, se règle sur l'instant de la formation; c'est-à-dire, qu'il croît d'autant plus qu'il en est plus rapproché, quoique la proportion d'un embrion de trois mois à un fœtus de six ou de neuf paroisse devoir nous convaincre du contraire.

434. La différence de ces trois tems déterminés relativement au différent accroissement de l'homme non encore né, montre plutôt que la proportion est inverse, c'est-à-dire, que l'homme croît d'autant plus lentement qu'il est plus avancé en âge, parce que si l'homme né continuoit de croître dans la même proportion qu'avant de naître, seulement dans la proportion progressive du huitième mois, avant sa vingt-cinquième année, il parviendroit à une taille gigantesque extraordinaire, et au poids de plus de mille livres.

435. On ne doit pas confondre la situation du fœtus par rapport à la matrice, et sa manière d'être relativement à

la direction de ses parties, parce sa manière d'être est constante, et que sa situation varie.

436. La situation du fœtus étant sujette à varier (§. *préc.*), on la distingue en originaire et en celle que le fœtus prend dans l'accouchement naturel; celle-ci étant très-différente de la première.

437. La situation originaire du fœtus dans le corps de la mère peut être bonne ou ne pas l'être.

438. Dans la bonne position originaire du fœtus, on trouve la tête en haut et les fesses en bas : dans la matrice, le fœtus a le dos recourbé en arrière et la face tournée en-devant, de manière que la tête répond au segment supérieur et les fesses au segment inférieur. Les cuisses sont pliées sur le ventre; les jambes sont fléchies ou étendues : dans le premier cas, les jambes sont fléchies le long des cuisses ou sont croisées l'une sur l'autre : dans le second, elles sont étendues en haut le long de la poitrine. Les bras sont ou étendus en bas le long du corps, ou sont ployés; et, dans ce cas, les avant-bras posent sur les genoux et soutiennent un peu, avec les poignets appuyés sur les joues, la tête qui pend en-devant sur la poitrine. En conséquence, le fœtus est ordinairement replié sur lui-même, a une forme ronde, et, de cette manière, occupe le moins d'espace possible. (*Tab.* 3, *fig.* 9.)

439. Dans la bonne position naturelle du fœtus au terme de l'accouchement, on trouve la tête en bas et les fesses en haut : le fœtus est souvent recoquillé et affecte une forme à-peu-près ronde, ayant le dos recourbé en avant, et la face tournée en arrière : la tête est située dans le segment inférieur de la matrice, et les fesses dans le supérieur. D'où il résulte que le fœtus s'est tourné en-devant et en bas pour prendre la position convenable pour l'accouchement.

440. Par conséquent, la situation originaire du fœtus se change en celle qui est naturelle à l'accouchement, et ce changement n'est point l'effet du hasard.

441. Il est vrai que la tête du fœtus est la partie la plus grosse, comparativement aux autres; mais on ne peut pas conclure de là qu'elle soit la plus pesante, parce que la détermination du poids d'un corps ne se prend pas seulement de sa grosseur, mais encore de sa densité. Une éponge grande et sèche, est plus légère qu'une autre plus petite mouillée, dont la substance pénétrée d'eau, est devenue plus dense. Après le milieu de la grossesse, la tête du fœtus augmente peu-à-peu en gravité, et surpasse ensuite de poids les autres membres pris séparément, comme ceux-ci la surpassoient auparavant. Ajoutez à cela que la tête se meut nécessairement d'après les lois de la gravité des corps vers le centre de la terre. Si donc on considère comme ronde la configuration propre originaire du fœtus dans la matrice, on comprendra aisément comment le fœtus peut se tourner, pour ainsi dire, autour de son propre axe.

442. Il est également surprenant que la situation originaire du fœtus dans la matrice, ayant la tête tournée en devant, qui a été si bien décrite par les anciens, soit non-seulement révoquée en doute par les modernes, mais même qu'ils soutiennent le contraire; c'est-à-dire, que le fœtus a originairement la tête tournée en bas; quoique très-souvent on voit des exemples du contraire dans les accouchemens à terme, et constamment dans ceux qui ont lieu prématurément.

443. On ne prétend pas dire cependant, que cette conversion du fœtus dans la matrice, appelée *culbute*, nécessaire à l'accouchement, ait toujours lieu, comme on le croyoit autrefois, avec violence et tout d'un coup, quoique cela puisse arriver quelquefois; mais on doit plutôt croire qu'elle se fait lentement, et qu'elle n'a lieu que dans le courant du sixième ou du septième mois, puisqu'alors seulement on commence à observer ce phénomène, et qu'on peut mieux en donner la raison.

444. On peut d'ailleurs soutenir que le fœtus ne se replie

replie jamais à l'envers du côté du dos, et qu'il ne se retourne que rarement en arrière, mais le plus souvent, et même presque toujours en devant, (§. 439.) quelquefois seulement sur les côtés; puisque la tête penche en bas et en devant sur la poitrine (§. 430, 438), et que la situation naturelle du fœtus dans la matrice est d'avoir le dos recourbé en arrière et la face tournée en devant, la tête en dessus et les fesses en bas. (§. 438.)

445. Par conséquent, on peut dire que les mauvaises positions de la tête dans l'accouchement dépendent originairement de la fausse position du fœtus dans la matrice, en vertu de laquelle la culbute s'est mal faite.

446. Enfin, on peut croire que les autres accouchemens contre nature, dépendans de ce qu'il se présente des parties qui n'ont pas coutume de se présenter, reconnoissent pour cause la culbute du fœtus dans la matrice; ou qu'ils ont lieu, parce qu'elle ne se fait pas du tout, ou qu'elle se fait incomplètement, sans que la bonne ou mauvaise position originelle du fœtus y soit pour quelque chose.

447. On peut aussi bien concevoir les causes efficientes des phénomènes que présentent les accouchemens contre nature, que le motif pour lequel la position originaire du fœtus dans la matrice, est tantôt bonne, tantôt mauvaise. (§. §. 360, 370.)

448. L'accouchement naturel dépend en grande partie des bonnes disposition et situation de la tête; mais nous ne pouvons les reconnoître et les déterminer si nous ne connoissons bien exactement la tête même du fœtus dans toutes ses parties ainsi que ses propriétés : c'est pourquoi elle demande à être considérée en particulier.

449. La tête du fœtus, avant l'accouchement, est la partie qui a acquis le plus de dimension et de poids, et qui est devenue proportionnellement la plus volumineuse. (§. 441.) Mais, après l'accouchement, la proportion de son accroissement, relativement aux autres parties, change et fait des progrès dans un sens opposé : il n'en est pas

ainsi de la force et de la solidité qu'elle acquière avant et après l'accouchement.

450. Si on considère la forme extérieure de la tête, on y remarque deux larges bases et deux sommets, parce que, à proprement parler, la base du crâne ayant le vertex pour sommet, la pointe de l'occiput a pour base la face.

451. On peut distinguer ces bases entre elles par les épithètes d'antérieure et d'inférieure, puisque les noms opposés de supérieur et de postérieur, conviennent à leur sommet. Ces bases, ainsi que leurs sommets, doivent, dans l'accouchement naturel de la tête, se développer et varier de telle manière que l'un prenne la place de l'autre, presque comme un arc de cercle, tandis que la tête se meut autour de son propre axe.

452. Les os qui forment les deux bases de la tête (§.450.) ont une structure beaucoup plus solide que ceux du sommet qui leur sont opposés; la voûte osseuse du crâne étant formée de plusieurs morceaux unis par le moyen de sutures, qui, par leur concours, laissent en certains endroits des espaces presque vides, ou plutôt des interstices membraneux, connus sous le nom de *fontanelles*.

453. Parmi les sutures de la tête, les plus remarquables sont la frontale, la coronale, la sagitale et la lambdoïde; et celles qui méritent la principale attention, sont la fontanelle antérieure ou la grande, et la postérieure ou la petite.

454. Cette structure des parties de la tête, a non-seulement son avantage dans toute espèce d'accouchemens, mais encore on peut reconnoître la bonne ou mauvaise position de la tête, et pressentir la nature et les suites de l'accouchement lui-même par la position des fontanelles, par le cours et la direction des sutures, et par leur proportion avec les diamètres du bassin.

455. La tête a encore trois axes qu'il est nécessaire de connoître. Le premier, perpendiculaire, n'est que la

continuation de celui du corps lui-même. Il traverse ordinairement la base du crâne, et va à son sommet, c'est-à-dire, au vertex. (*Tab.* 3, *fig.* 3.)

456. Cet axe perpendiculaire mérite sur-tout beaucoup d'attention dans la mauvaise position de la tête lors de l'accouchement. Au commencement de l'accouchement *naturel*, il s'approche davantage par son extrémité de la pointe de l'occiput, que du vertex même; et, à mesure que l'accouchement avance, il ne s'approche du centre du vertex qu'à mesure que la tête se développe autour de son propre axe transversal. (*Tab.* 2, *fig.* 3.)

457. Le second axe de la tête est l'axe transversal : il traverse la tête d'un pariétal à l'autre immédiatement au-dessous des points d'ossification de ces os. (*Tab.*2, *fig.* 2.)

458. Le troisième axe de la tête est apelé axe longitudinal. Il vient du centre de la base antérieure de la tête, et en traverse le sommet postérieur ou le centre de l'occiput. Ces deux axes méritent également beaucoup d'attention dans les positions contre nature de la tête, lors de l'accouchement, et ont beaucoup de rapport avec les autres diamètres de la tête. (*Tab.* 2, *fig.* 3.)

459. La tête du fœtus présente deux principaux diamètres; l'un, grand, se prend en long; l'autre, petit, en travers. Le grand diamètre forme la distance qui se trouve entre la base antérieure et la pointe postérieure de la tête (§. 450.) ; et dans les enfans de moyenne grosseur, il a coutume d'être de quatre pouces. Le petit diamètre détermine la distance des os pariétaux d'un de leurs points d'ossification à l'autre, et a ordinairement trois pouces et demi.

460. Ces diamètres se prennent facilement avec un céphalomètre ou mesure-tête.

461. Comme un corps mis en mouvement suit toujours la ligne la plus droite, on remarque, avec l'extrémité du doigt, que la tête, au commencement de l'accouchement, se place de manière que son plus grand diamètre répond

au diamètre correspondant du bassin; mais à mesure que l'accouchement fait des progrès, lorsque la tête est parvenue dans la cavité du bassin, sa ligne droite prend la direction du diamètre oblique du bassin : enfin, arrivée au détroit inférieur, elle se trouve dans une direction telle que le grand diamètre de la tête répond au plus petit diamètre du bassin, direction dans laquelle le visage est tourné en arrière.

462. Pendant ces différens tems de l'accouchement, le diamètre de la tête éprouve des changemens nécessaires proportionnés aux diamètres du bassin, et décrit dans son passage à travers le bassin, la quatrième partie d'un cercle; l'axe perpendiculaire du corps prend aussi une autre direction, parce que le menton s'éloigne de plus en plus de la poitrine, et que la tête commence à tourner sur son axe transversal, et à décrire une portion de cercle; mais sur la fin de l'accouchement, le grand diamètre de la tête est trop volumineux en comparaison du petit diamètre du bassin (§. 459.), et l enfant ne peut venir au monde et franchir le détroit que par le moyen d'un développement successif.

463. Ce n'est certainement pas par l'effet d'un mouvement simple, comme le prétend Boer, mais bien par un mouvement très-composé, que la tête parvient à effectuer son passage à travers le bassin, lors même que dans certaines positions du fœtus, et dans des circonstances particulières, relatives à la tête et au bassin, les choses pourroient se passer autrement.

464. Nous terminerons ailleurs ce que nous avons encore à dire sur cet objet. Maintenant nous allons nous occuper de l'accouchement.

SECTION IV.

De l'Accouchement.

465. Par le mot *accouchement*, on entend quelquefois l'acte ou l'action d'accoucher, quelquefois l'enfant même venu au monde, ou le produit de l'accouchement. Les accoucheurs prennent ordinairement ce mot dans la première acception, et le distinguent du fœtus lui-même. Les sages-femmes comprennent encore sous ce nom, les parties génitales.

466. On entend donc ordinairement par accouchement, cette fonction naturelle d'une femme enceinte, par laquelle, au moyen de ses propres forces, elle opère la sortie du fœtus et des membranes qui l'enveloppent, hors de la matrice.

467. On voit aisément par-là, en quoi l'accouchement naturel diffère de l'accouchement contre nature, et de celui qui ne se fait qu'artificiellement.

CHAPITRE I.

De la division de l'Accouchement.

468. L'accouchement ou l'acte d'accoucher se termine ou naturellement, ou artificiellement; il se divise relativement à l'époque de la grossesse à laquelle il arrive, et relativement à la manière dont il s'effectue.

469. Relativement à l'époque à laquelle il arrive, on l'appelle *accouchement précoce*, *accouchement à terme*, ou *accouchement tardif*. Il y a encore une distinction à faire, relativement à l'accouchement précoce et à l'accouchement prématuré.

470. L'accouchement précoce est celui qui a lieu, à dater du milieu de la grossesse jusqu'au septième mois, et qui, par conséquent, a coutume d'arriver le plus souvent dans le sixième mois. Le prématuré est celui qui arrive du septième mois jusque peu avant le terme fixe de l'accouchement, et par conséquent, dans le septième, le huitième ou le neuvième mois.

471. Il est aisé de conclure, d'après cela, quels doivent être l'accouchement à terme et l'accouchement tardif.

472. Assez souvent on fait croire ou par fourberie, ou par ignorance, ou par erreur de calcul, que des accouchemens ont été tardifs; quoique, dans le fait, l'accouchement tardif soit impossible.

473. Ainsi on donne quelquefois par fourberie pour prématurés, des accouchemens qui ne le sont point : on ne doit regarder comme réellement prématurés que ceux dans lesquels le volume et le poids du fœtus sont beaucoup moindres que dans l'état naturel, et dans lesquels les autres signes de prématurité se rencontrent.

474. De même, par ignorance ou par erreur, comme il a été dit (§. §. 223, 224.), on suppose prématuré, un accouchement qui ne l'est point : mais alors la *maturité* du fœtus prouve que l'accouchement n'est point prématuré.

475. Quelques auteurs regardent aussi l'avortement comme un accouchement prématuré; mais, à proprement parler, ce nom ne convient qu'aux accouchemens qui ont lieu avant le milieu ou au milieu de la grossesse, et dans lesquels l'enfant est toujours mort. Cela arrive ordinairement dans le troisième mois.

476. Par rapport à la manière dont s'opère l'accouchement, on le divise en naturel et en contre nature. L'un et l'autre peuvent se terminer facilement ou difficilement, et par-là même, avoir une issue heureuse ou malheureuse.

477. L'accouchement naturel facile est celui dans lequel le fœtus présente la tête seule dans une bonne

position, et vient au monde vivant, en peu de tems, et par les seules forces de la nature. Il est facile de déduire de là, quel est l'accouchement naturel, mais difficile.

478. L'accouchement naturel est donc seul dans son genre, et n'a pas besoin d'être divisé, quoique quelques écrivains, même parmi les plus modernes, soutiennent le contraire, et en aient établi trois espèces; ils ont contre eux le plus grand nombre d'auteurs, et les plus anciens.

479. Il faut encore beaucoup d'autres conditions, tant de la part de la mère que de celle du fœtus, pour que l'accouchement soit naturel : les principales sont : 1°. que la mère accouche à tems, et soit saine; 2°. que le bassin ait une bonne conformation, ou du moins qu'il soit en proportion avec le fœtus, et que les autres parties génitales soient bien disposées; 3°. que l'axe de la matrice et du fœtus coïncident avec celui du bassin; 4°. que la femme éprouve de bonnes et de véritables douleurs; 5°. que le fœtus soit sain, et qu'il ait le volume et le poids convenables, ou que ses proportions se rapportent à celles du bassin; 6°. que le fœtus présente seulement la tête, de manière que sa partie antérieure soit tournée en arrière, et la postérieure en devant, afin que l'accouchement s'effectue en peu de tems, et n'éprouve aucun obstacle.

480. Les divers défauts sont reconnus et déterminés par leurs caractères propres; et, en les prenant en particulier, on reconnoît que l'accouchement a été prématuré aux signes suivans. 1°. La peau de l'enfant est très-rouge à la face et aux extrémités. 2°. Il a le corps, et principalement le dos, les bras, les joues, couverts d'un léger duvet. 3°. Son corps et sur-tout ses membres ne sont pas perfectionnés, ce qui fait qu'il n'a ni son volume, ni son poids naturel. 4°. Le crâne est mince et souple; les os de la tête se chevauchent beaucoup et avec facilité; les sutures, et sur-tout les fontanelles, principalement l'antérieure, sont très-larges. 5°. La face est défigurée, remplie de rides

et de plis, et présente un aspect de vieillesse. 6°. Chez les mâles, le scrotum est très-rouge, un peu gonflé et les testicules n'y sont point encore. 7°. Enfin, le fœtus a la voix foible, dort plus qu'il ne devroit, ne cherche point les seins, les suce mal, etc.

481. Au contraire, le fœtus est à terme, quand outre le défaut des signes précédens, il a la taille et le poids convenables. Un fœtus qui a pris son accroissement total dans le sein maternel, doit avoir environ dix-huit ou dix-neuf pouces de Paris de grandeur, et peser entre six et sept livres.

482. On peut mesurer très-aisément le poids et la grandeur d'un enfant qui vient de naître par le moyen d'un baromacromètre. (*Tab.* 12, *fig.* 2.)

483. Les accouchemens contre nature, qui le plus souvent réclament les secours de l'art, se terminent facilement ou difficilement, de même que ceux qui se terminent naturellement; ils requièrent l'usage de la main ou des instrumens, et ont, selon les circonstances, une issue heureuse ou malheureuse.

484. C'est pourquoi on distingue deux classes d'accouchemens contre nature; savoir, ceux qui se font par la tête et ceux qui se font par les pieds. Ces deux classes comprennent différens genres, et ceux-ci différentes espèces.

485. En outre, l'accouchement peut être simple ou multiplié, c'est-à-dire, d'un ou de plusieurs fœtus.

486. Enfin, l'enfant peut être vivant ou mort.

487. Un enfant vivant peut, d'après Hyppocrate, être viable ou non. Mais accorder la viabilité à un fœtus de sept mois, et la refuser à un de huit, est quelque chose d'absurde, et qui ne mérite pas qu'on s'y arrête; car la raison et l'expérience sont également contraires à cette sentence du père de la médecine.

CHAPITRE II.

Des signes qui indiquent que l'Enfant est mort ou vivant.

488. Les signes qui indiquent que l'enfant est vivant ou mort, sont de deux espèces, c'est-à-dire, certains ou incertains.

489. On juge d'une manière incertaine et seulement conjecturale que l'enfant est mort, 1°. Quand la mère a, par hasard, souffert quelque violence occasionnée par une chûte, par une contusion, etc. 2°. Lorsqu'elle se plaint d'une espèce de poids situé profondement dans le bas-ventre. 3°. Si la femme se couche de l'un ou de l'autre côté, le ventre tombe du même côté. 4°. Les parties sont froides au toucher. 5°. Depuis quelque tems la mère n'a pas senti les mouvemens du fœtus. 6°. Les seins sont devenus flasques et se sont affaissés; et il s'est manifesté divers autres accidens morbifiques.

490. Tous ces signes cependant ne sont pas d'égale valeur, et on ne les rencontre pas toujours réunis.

491. Les signes qui caractérisent la mort du fœtus se prennent en partie par le toucher interne, en partie par le toucher externe, lors de l'accouchement.

492. Pour cet effet, il ne suffit pas de toucher extérieurement le ventre de la femme, mais il faut encore toucher les parties que le fœtus présente.

493. On peut se convaincre de la vie du fœtus, 1°. par ses mouvemens que l'on sent lorsqu'on palpe extérieurement l'abdomen; 2°. par la pulsation qui, selon la position du fœtus, peut se sentir à la fontanelle, à la région du cœur, au cordon ombilical ou ailleurs; 3°. par le mouvement de quelques-uns des membres du fœtus, et dans quelques cas, par celui de la langue; 4°. par la tumeur

qui existe encore, ou qui croît, laquelle est formée par la tête ou par quelque autre partie que présente le fœtus; 5°. par la tête qui se retire ou se meut après les douleurs à un certain période de l'accouchement, lorsque cela ne dépend pas de l'entortillement du cordon ombilical autour du col; 6°. par le resserrement du sphincter de l'anus dans quelques cas.

494. Les signes qui indiquent que l'enfant est mort, sont: 1°. Le défaut de quelques-uns des signes précédens. 2°. L'état de flaccidité et de relâchement des parties du fœtus, principalement de la tête ou de sa tumeur. 3°. Les os du crâne sont très-chevauchés et faciles à se mouvoir les uns sur les autres. 4°. La couleur noirâtre de quelque partie déjà sortie. 5°. L'issue du mœconium dans certaines positions du fœtus dans la matrice, sur-tout dans l'accouchement par la tête, principalement lorsque cette ordure sort immédiatement après l'issue des eaux, et que celles-ci en ont déjà pris la couleur pour s'être mêlées avec le mœconium. 6°. Le sphincter de l'anus, dans certains cas, est très-dilaté, et n'est plus capable de se resserrer. 7°. La séparation de l'épiderme. 8°. L'issue des humeurs muqueuses qui ont une mauvaise couleur, et qui est accompagnée de pus que rendent les parties de la mère.

495. Il faut néanmoins observer que ces signes de la mort du fœtus ne sont pas également certains; quelques-uns d'eux admettent des exceptions, et la meilleure preuve ne se tire que du concours de plusieurs.

496. A présent, excepté chez les catholiques romains, à cause du baptême dans la matrice, on ne donne plus autant d'importance à la certitude des signes de vie ou de mort du fœtus, excepté pour porter un pronostic juste, et pour notre propre satisfaction, puisqu'un accoucheur habile et honnête homme, doit opérer ni plutôt, ni plus tard qu'il convient, même sur un fœtus mort, et qu'il doit bien rarement se conduire différemment qu'il le feroit, si le fœtus étoit vivant. Dans les cas d'accouchemens plus difficiles,

où l'usage des instrumens est indispensable, il doit toujours essayer d'abord ceux qui sont le moins nuisibles, le plus récemment inventés, et ne passer à ceux dont l'emploi peut être funeste à la mère ou à l'enfant, sans une nécessité et une évidence reconnues.

497. L'accouchement d'un enfant mort, quand il n'y a aucun obstacle, se fait par les forces de la nature, et sans plus de difficultés; quelquefois même il se fait plus facilement que celui d'un enfant vivant, puisqu'il n'est pas absolument vrai que le fœtus coopère à son propre accouchement, comme quelques modernes l'ont pensé d'après les anciens; car si cela étoit, l'accouchement de tout enfant mort réclameroit les secours de l'art.

498. L'enfant mort se putréfie très-promptement après l'issue des eaux, et cette putréfaction (qu'il n'est pas impossible de connoître, lors même que les membranes sont encore fermées), fait des progrès rapides.

499. Il est rare, et sur-tout dans le dernier cas, que l'enfant mort, même depuis long-tems, ait avant ou après l'accouchement, aucune influence délétère sur la santé de la mère.

500. L'opinion de ceux qui pensent qu'une mère qui a mis au monde un enfant mort, est moins incommodée que les autres par le lait après l'accouchement, est également contredite par l'expérience.

501. Si l'enfant est mort seulement pendant l'acte de l'accouchement, on le reconnoîtra au gonflement et au changement de couleur qu'on observera sur la tête ou sur quelque autre partie du corps, ou par des taches livides dans le cas d'accouchement contre nature.

502. Mais s'il est mort avant l'accouchement, les signes précédens n'ont pas lieu, et on trouve le Fœtus et les membranes dans un état de putréfaction.

503. Quant à ce qui regarde la question de décider si un enfant mort a vécu après sa naissance ou non, cela exige non-seulement de faire avec exactitude les remarques

indiquées (§. §. 501, 502.), mais encore d'en faire la section anatomique, et de faire sur les poumons des expériences bien conduites et bien approfondies, pour porter un jugement.

CHAPITRE III.

De la vie du Fœtus dans la matrice et hors de sa cavité.

504. La vie du fœtus dans la matrice est bien différente de celle dont il jouit quand il en est dehors. Si l'on considère les fonctions qui s'exécutent dans le corps du fœtus avant et après l'accouchement, on peut, en quelque sorte, dire que, dans le premier, il ne jouit que d'une vie végétale, tandis que, dans le second, il vit de la vie animale.

505. La vie végétale du fœtus avant l'accouchement, ne consiste que dans une circulation imparfaite du sang, et dans quelques mouvemens de ses membres, mais sans respiration. La vie animale consiste dans la respiration, et dans une circulation libre et plus parfaite du sang dans les poumons.

506. Chacun passe de la vie végétale à l'animale, et ce passage naturel a lieu à l'époque de l'accouchement.

507. Il arrive quelquefois, dans des accouchemens difficiles, que différens fœtus viennent au monde foibles, vivant seulement d'une vie végétale, et meurent sans avoir assez respiré. C'est pourquoi le passage naturel de la vie végétale à la vie animale étant si difficile pour ces enfans, on doit le faciliter autant que possible par tous les moyens de l'art.

508. Les secours efficaces que, dans ce cas, on peut donner aux enfans dont la vie est en danger, sont presque les mêmes que ceux qui conviennent aux enfans noyés depuis peu, ou suffoqués de quelque autre manière : ils

consistent à rétablir la respiration et la circulation libre et uniforme du sang dans tous les viscères, puisque ces malheureux ont coutume de retourner de la vie animale à la végétale, et de passer très-promptement de celle-ci à la mort. Il paroît cependant qu'un enfant venu au monde foible, reste un peu plus long-tems dans l'état de vie végétale qu'un adulte.

509. Dans ces cas, qui sont assez communs, une règle générale, prescrite par la raison, est de ne pas interrompre la communication qui existe entre la mère et l'enfant avant que celui-ci ait respiré. Cependant la raison n'empêche pas, elle ordonne même quelquefois que l'on s'écarte de cette règle générale, et que l'on se comporte d'une manière opposée dans les cas où une petite saignée faite par le cordon ombilical, peut être d'un secours plus prompt et plus efficace.

510. C'est un mauvais signe quand la vie végétale du fœtus est si foible, qu'il ne sort plus de sang par le cordon ombilical, ou qu'il ne fait qu'en transuder un peu, et seulement gouttes à gouttes. On doit alors, sans perdre de tems, recourir aux moyens capables de ranimer la circulation affoiblie, et de la rétablir, si cela est possible.

511. Le bain chaud, les mouvemens de toute espèce, l'application des stimulans sur tout le corps ou sur quelques parties du fœtus, remplissent parfaitement cette indication.

512. Les moyens les plus efficaces sont les frictions sur la région du cœur, de l'épine ou des membres, dans le bain chaud, ou au dehors, faites avec des morceaux de drap chaud, ou avec une brosse, etc.

513. Les remèdes volatils ou spiritueux portés dans la bouche ou les narines du fœtus ne sont pas des moyens à négliger.

514. L'irritation mécanique exercée dans le nez avec les barbes d'une plume, ou dans la bouche avec le doigt, irritation par laquelle on provoque des nausées qui vont

quelquefois jusqu'au vomissement, et qui opèrent, par conséquent, de fortes secousses dans toute la machine, est un des moyens les plus efficaces qu'on puisse employer.

515. Parmi les moyens extérieurs les plus usités, l'aspersion de l'eau froide sur le corps du fœtus est aussi un des plus efficaces et des plus propres à produire une exciation capable de ramener l'enfant à la vie.

516. Un autre moyen, est l'insufflation artificielle de l'air et la secousse de la poitrine.

517. Quelques auteurs donnent comme un bon moyen la succion des mamelles; mais les lavemens âcres, et surtout ceux de fumée de tabac, sont préférables à ce moyen, dont l'effet ne peut être que fort lent, parce que les intestins sont les dernières parties qui meurent, qu'ils conservent souvent leur irritabilité plus long-tems que le cœur même, et que lorsqu'on est une fois parvenu à rendre la vie à une partie, il est plus facile de faire revivre les autres.

518. Néanmoins tous ces moyens, quelque nombreux qu'ils soient, ont trop rarement l'effet désiré, et on se convaincra de leur inefficacité, 1°. Si la bouche est toujours pâle; 2°. si la mâchoire inférieure reste constamment abaissée et éloignée de la supérieure; 3°. si les yeux sont continuellement fermés; 4°. si la voix et la respiration manquent entièrement; 5°. si l'on n'aperçoit aucun mouvement dans les membres; 6°. si tout le corps est dans un état de relâchement et de flaccidité; 7°. si la pulsation ne se fait plus sentir dans le cordon ombilical et à la région du cœur.

519. Au contraire, on aura quelque espoir si on observe les phénomènes suivans: 1°. Si le sang coagulé commence à sortir du cordon ombilical, dans le bain chaud; 2°. si on aperçoit quelque léger mouvement de la poitrine, 3°. ou seulement une respiration convulsive et interrompue par des sanglots; 4°. si les yeux s'ouvrent, du moins en partie; 5°. si l'enfant fait entendre une voix très-petite

et comme lamentable. Enfin, un enfant qui vient de naître, foible et mort en apparence, est quelquefois rendu à la vie, si on le tient de haut en bas, comme réciproquement les adultes meurent ordinairement si on les tient de bas en haut.

CHAPITRE IV.

Des lois fondamentales d'après lesquelles l'Accouchement naturel s'opère.

520. De même que l'action d'une machine s'explique et se conçoit par l'examen de sa construction et des forces qui la meuvent, de même l'opération de l'accouchement, tant naturel que contre nature, est fondée sur les principes mécaniques; d'où il résulte que chaque accouchement est susceptible d'une démonstration mathématique, avec cette différence seulement que dans les cas d'accouchement naturel, on en trouve les lois dans le corps même de la femme, tandis que dans l'accouchement contre nature, on emploie souvent d'autres machines et d'autres forces.

521. Cependant, dans le cas d'accouchement contre nature, l'accoucheur doit, d'après les principes mécaniques de l'art des accouchemens, savoir créer lui-même les règles qui lui sont nécessaires, et en faire une juste application; et cela, tant pour aider la nature, avec connoissance de cause, lorsqu'il se présente quelque obstacle à l'accouchement, que pour ne pas la troubler, lorsqu'elle peut se suffire à elle-même, au moyen des lois établies par le créateur. Il faut en effet autant de talens pour aider la nature à tems, que pour la seconder et la livrer à elle-même dans certains cas.

522. Pour cela, il importe sur-tout de bien connoître les lois naturelles qui ont lieu chez la femme enceinte et chez celle qui accouche, en un mot, l'histoire et la marche

de l'accouchement naturel; il importe que l'on compare ce qui est naturel avec ce qui est contre nature; il importe enfin que l'on fasse, dans ce dernier cas, un usage raisonnable de ce qui convient davantage, que l'on empêche les écarts de la nature, et qu'on la rappelle dans le bon chemin.

523. De même que la matrice est subordonnée à des lois établies dans l'état naturel, de même aussi elle en suit dans l'état de grossesse et dans l'accouchement, en se comportant néanmoins d'une manière très-différente, suivant les cas, mais toujours cependant d'après un ordre et des règles déterminées, de la même manière que quand le corps est affecté de quelque accident morbifique.

524. Pendant tout le tems de la grossesse, la disposition naturelle de la matrice et de ses dépendances, est telle que tout le segment inférieur de la matrice exerce un antagonisme presque constant avec les parties supérieures et moyennes qui la forment. Cet antagonisme contribue au maintien de l'équilibre.

525. En conséquence, le segment inférieur de la matrice, pendant ce tems, reste actif aussi long-tems que possible, tandis que les autres segmens qui sont inactifs, entretiennent l'équilibre. Admettant cependant qu'aucune partie vivante du corps humain, ne peut rester dans un état tout-à-fait passif, mais qu'elle conserve aussi plus ou moins d'action; ce qui n'est contesté de personne.

526. Cette action ou activité des parties inférieures de la matrice, à l'égard des parties supérieures qui sont passives, et une proportion convenable de ces deux forces tour-à-tour opposées, sont extrêmement nécessaires, et il est important qu'elles durent jusqu'au commencement de l'accouchement naturel, pour que la femme n'accouche pas avant le terme fixé par la nature, comme cela arrive souvent par défaut de ces forces mécaniques. (§. §. 146, 524.)

527. Mais les choses se passent différemment dans l'accouchement:

l'accouchement : le segment inférieur de la matrice se trouve enfin tellement affoibli par sa propre distension, qu'il cesse de jouir d'une activité prépondérante. Bientôt les segmens supérieurs agissent sur l'inférieur qui, ne pouvant résister plus long-tems à leur action, commence à s'ouvrir.

528. Par conséquent, la plus grande partie du segment inférieur de la matrice, et particulièrement l'orifice, est, à cette époque, dans un état contraire, c'est-à-dire, dans un état passif, en tant que les parties supérieures manifestent de l'activité; d'où il résulte qu'il se fait un échange réciproque entre les forces des uns et des autres, de manière que quand les unes sont actives, les autres sont proportionnellement passives, *et vice versâ.*

529. A l'époque de l'accouchement, ces dispositions, opposées dans l'ordre naturel à celles de la grossesse, sont nécessaires pour que la mère puisse accoucher elle-même et par les voies naturelles: sans cette condition, la femme ne pourroit jamais accoucher naturellement, parce que l'orifice de la matrice ne s'ouvrant pas à cette époque, et continuant de conserver sa prépondérance sur les autres parties de la matrice elle-même, celle-ci seroit obligée de crever, comme cela arrive quelquefois. Cet accident rare, mais terrible, ne peut s'expliquer qu'à l'aide des principes que nous venons de développer.

530. La disposition de ces parties change de nouveau immédiatement après l'accouchement; elles suivent leurs lois primitives, et reprennent presque totalement leur premier état.

531. En effet, il n'est pas aussi difficile aux parties de la matrice de se conformer de nouveau aux lois qui sont relatives à l'état de grossesse (§. 524.), que de changer cet état en celui d'accouchement. (§. 527.) Car le segment inférieur de la matrice, qui, comparativement, a plus de fibres musculaires et moins de vaisseaux que les parties supérieures, a été beaucoup moins distendu, tant

à l'égard du volume qu'à l'égard du tems; en outre, le segment inférieur a en totalité moins souffert, et il est resté moins affoibli de la petite distension qu'il a éprouvée que les parties supérieures de la matrice. Il en résulte qu'il est plutôt en état de reprendre et de faire valoir sa primitive prépondérance sur les autres parties.

532. La même alternative doit aussi se répéter une seconde fois à l'égard des secondines, quoique le passage naturel de ces parties, comparativement plus petites que le fœtus, ou, si l'on veut, ce second accouchement s'opère absolument par les mêmes lois, sans quoi il seroit environné de difficultés et de dangers.

533. Aussitôt après l'issue des secondines opérée par ces lois naturelles ou par d'autres lois artificielles, toutes les parties de la matrice, c'est-à-dire, le fond, le col, et l'orifice, commencent à se contracter uniformement et d'après leurs propres lois dans l'état de non grossesse, pour reprendre, de cette manière, la forme qu'ils avoient auparavant; et c'est pendant ce tems que se fait l'écoulement des lochies.

534. Lors du passage du fœtus hors de la matrice, la substance de celle-ci devient plus épaisse, à mesure que sa cavité se rétrécit: mais après qu'elle a rejeté le placenta, et que sa cavité ne contient plus qu'un petit espace oviforme, alors elle a déjà acquis, par son propre ressort, son plus grand degré de grosseur; de manière que, par la suite, ses parois reprennent de haut en bas et peu-à-peu leur volume ordinaire, par la sortie du sang accumulé dans leurs vaisseaux, et continuent de diminuer de volume; alors la matrice reprend son état primitif, et sa cavité récupère la forme de l'espace triangulaire curviligne, presque comme elle étoit auparavant. (§. 115.)

535. Aucune partie de la matrice ne l'emporte dorénavant sur les autres, et l'orifice de la matrice qui ne se ferme pas de suite parfaitement, laisse aux humeurs la facilité d'en sortir librement et sans occasionner de douleurs.

630. Dans le cas où il existeroit un corps étranger dans la matrice, ou s'il y avoit du sang coagulé, ce qui feroit l'effet d'un corps étranger, les parties de la matrice seroient forcées de répéter les mêmes manœuvres d'après les mêmes lois, ce qui ne s'exécute jamais sans occasionner des douleurs, jusqu'à ce que la disposition des parties soit telle qu'elles puissent reprendre leur destination naturelle.

537. Ces vérités nous indiquent un procédé dont la pratique ne peut être que très-avantageuse aux femmes en couche.

538. Lorsque, sans raison particulière, les parties n'agissent pas régulièrement les unes à l'égard des autres, et sur-tout lorsque l'orifice de la matrice, par son antagonisme prédominant, se contracte relativement plus que les autres parties, il en résulte nécessairement de fortes douleurs, que l'on appelle *convulsives*.

539. Nous pouvons déduire de ces principes une connoissance précise de la nature et des usages des douleurs consécutives, et nous en concluons que l'on peut y remédier par les mêmes moyens avec lesquels on combat les douleurs intestinales, mais non pas avec l'huile d'amandes douces. On peut aussi, d'après les mêmes principes, rendre compte des douleurs qui accompagnent quelquefois la menstruation.

540. Si l'orifice de la matrice s'est contracté spasmodiquement, et s'il s'est presque tout-à-fait fermé, la femme court alors les dangers d'une hémorragie interne cachée, hémorragie qu'un homme instruit reconnoît facilement à ses propres signes, quoique le diagnostic de cet accident dangereux soit plus difficile que la cure même.

541. Lorsque les parties de la matrice, prises en particulier, ou l'une après l'autre, oublient de se contracter comme elles doivent le faire d'après les lois primitives, et qu'elles restent au contraire inactives ou paralytiques,

la mère court manifestement le danger plus grand d'une hémorragie externe.

542. Le premier cas est incomparablement plus rare que le second : tous deux réclament les secours d'un accoucheur très-instruit, puisqu'il s'agit d'un accident qui menace de très-près les jours de la femme.

543. Quoique la nature n'ait pas d'autres lois fondamentales en vertu desquelles elle opère dans l'accouchement naturel, on n'en doit pas moins admirer le phénomène rare, mais réel, d'une femme qui, morte dans le travail de l'accouchement, met, peu après sa mort, un enfant au monde, sans l'aide de personne : à la vérité, les cas de cette espèce exigent certaines conditions qui en facilitent l'intelligence et l'explication.

CHAPITRE V.

Des causes en vertu desquelles s'opère l'Accouchement naturel.

544. AUTANT il importe de connoître les lois fondamentales de l'accouchement (§. 524 *et suiv.*); autant il est nécessaire de peser au poids de la raison les causes par lesquelles il s'opère.

545. Si l'on fait attention aux causes efficientes de l'accouchement naturel, on parvient à découvrir certaines lois, tant en-dedans qu'en-dehors de la matrice, qui opèrent l'accouchement par des forces mécaniques.

546. Ces diverses forces mécaniques opèrent presque d'elles-mêmes, mais non pas en même-tems.

547. Ainsi la force efficiente de ces causes n'est pas continue et constante, mais elle est interrompue et rémittente.

548. L'état actif de ces causes efficientes est connu des personnes de l'art, sous le nom de *contractions utérines*, et vulgairement sous celui de *douleurs*. C'est, à

proprement parler, en cela que consiste ce que l'on nomme *le travail douloureux de l'enfantement.*

549. On ne doit cependant pas confondre les contractions de la matrice avec les douleurs; car ce seroit prendre l'effet pour la cause.

550. Les causes des douleurs ou les contractions de la matrice ne sont pas d'elles-mêmes et de leur nature douloureuses, de même que le stimulus naturel ou les matières fécales ne le sont pas pour l'anus; et la femme accoucheroit sans douleurs, si le segment inférieur de la matrice, ou les parties voisines appartenant à la mère, ne résistoient fortement au passage du fœtus, en occasionnant des douleurs par leur antagonisme.

551. En effet, la première contraction de la matrice qui se remarque intérieurement ou à l'extérieur, n'est ordinairement pas douloureuse au moment même; mais les douleurs qui ne sont que l'effet de cette contraction, se font sentir quelques secondes après la contraction elle-même qui en est la cause.

552. Cependant le siége des douleurs, de même que celui des contractions de la matrice, considérées comme leur cause, est étranger à la matrice et sur-tout aux nerfs, puisque les premières douleurs se font d'abord sentir à l'os sacrum. Les douleurs convulsives et la manière dont elles se guérissent, prouvent encore que la cause des contractions réside dans les nerfs.

553. Cependant les contractions qui reviennent à plusieurs reprises des parties supérieures de la matrice, n'opèrent pas toujours également et avec la même force; c'est pourquoi les douleurs qui ne viennent pas de la matrice, et leur effet sur les parties inférieures, ne peuvent avancer qu'en proportion de celles-là.

554. Et comme, peu avant l'accouchement, les parties de la matrice n'ont, en général, d'autre activité que leur résistance, qui les empêche de se distendre davantage; par conséquent, pendant l'accouchement, la différente

force des douleurs (§. 553.) dépend principalement de la qualité des parties de la matrice et du tems de l'accouchement, pendant lequel celles-ci se contractent.

555. Lorsque les parties de la matrice se contractent, elles ont beaucoup moins d'effet prises séparément, que réunies; car le fond de la matrice, considéré seul, n'est point aussi actif que lorsqu'il agit de concert avec le corps; ensuite de ces contractions, le col de la matrice et son orifice, cèdent et s'ouvrent, mais non pas sans avoir offert de la résistance : ainsi on peut dire qu'au moment des douleurs, toutes les parties sont contractées, mais en différens sens, et daus des proportions différentes. (*Tab.* 6, *fig.* 2 *et* 3.)

556. Pour ce qui regarde les différens tems de l'accouchement, au commencement ou dans le premier tems de l'accouchement, le fond de la matrice montre son activité seulement par une action légère, et le corps par sa résistance naturelle; le col et l'orifice, comme parties inférieures, cèdent en proportion de l'activité des parties supérieures. Dans le second tems de l'accouchement, qui suit de très-près, la résistance du corps de la matrice diminue; l'activité du fond augmente graduellement; le col et l'orifice offrent moins de résistauce. Dans le troisième tems, l'accouchement avançant, la force contractile du fond de la matrice devient plus énergique, et à celle-ci se joint encore celle du corps; le col cède tout-à-fait, et l'orifice se dilate de plus en plus. Dans le quatrième et dernier tems, quand l'accouchement est prêt d'être terminé, toutes les parties de la matrice, chacune en proportion de ses forces, se contractent plus fortement; l'orifice supporte seul toute la force de ces contractions, jusqu'à ce que l'élasticité ou la résistance de sa circonférence lui étant entièrement enlevée, l'accouchement est terminé. (*Tab.* 6, *fig.* 1.)

557. Tant que, dans l'un de ces tems de l'accouchement, l'action et la résistance sont égales, tout reste en équilibre,

et l'accouchement n'avance point; mais autant le segment inférieur de la matrice perd de sa résistance, autant la force des parties supérieures augmente; et l'accouchement parcourt ses tems avec d'autant plus de rapidité que tous ces segmens de la matrice ont entre eux une relation réciproque.

558. Il résulte de là, que la matrice doit éprouver de grands changemens, non-seulement pendant tout le tems de l'accouchement, mais encore immédiatement après. (*Tab.* 6, *fig.* 1 *et* 3.)

559. Et comme les contractions de la matrice sont les causes prochaines des douleurs (§. 548 *et suiv.*); par contre, celles-ci impriment un mouvement à d'autres parties du corps qui contribuent sympathiquement à provoquer l'accouchement, et peuvent, avec raison, être regardées comme causes auxiliaires. Ces forces consistent dans la pression du diaphragme et des muscles abdominaux, qui agit sur la matrice dans la direction d'une ligne diagonale qui forme la ligne centrale ou l'axe du bassin.

560. Tous les muscles du corps y coopèrent aussi en quelque manière, parce que la femme qui, par un instinct naturel, cherche à se délivrer, y emploie toutes ses forces, ce qui contribue encore à augmenter ses douleurs.

561. La nature emploie de semblables forces auxiliaires pour pousser au-dehors les excrémens : cette fonction a, en effet, beaucoup d'analogie avec l'accouchement.

562. Le ralentissement ou la suspension des douleurs dépend uniquement du ralentissement ou de la suspension des contractions des parties de la matrice.

563. Et ce ralentissement dans les contractions des parties de la matrice, occasionne sympathiquement le ralentissement des contractions du diaphragme et des muscles abdominaux.

564. Telles sont les causes véritables et naturelles de l'accouchement : ainsi les douleurs reconnoissent ordinairement la contraction de la matrice comme cause

prochaine, et elles en sont l'effet (§. 548 *et suiv.*). Ce sont aussi ces causes qui, par sympathie, mettent en action les forces accessoires (§. 508.), cette autre cause de l'accouchement. On peut aussi exciter les douleurs, et par elles, les contractions de la matrice, au moyen de certains procédés; mais alors les choses avancent dans un ordre inverse.

565. Dans ce cas, on excite d'abord les douleurs auxquelles succèdent de très-près les forces auxiliaires étrangères à la matrice (§. 559.); et à celles-ci se joignent enfin les contractions de la matrice elle-même.

566. L'ordre d'après lequel ces forces artificiellement excitées cessent, est différent de celui par lequel elles se provoquent : elles suivent au contraire l'ordre d'après lequel la nature se comporte ordinairement dans ce travail.

567. Par conséquent, au commencement de l'accouchement, le col et l'orifice opposent une résistance manifeste aux contractions de la matrice (§. 555.); au lieu que vers la fin de l'accouchement, on remarque le contraire, c'est-à-dire, que ces parties tombent dans un état d'inactivité prépondérante, et finissent même par agir aussi sur la tête, à-peu-près comme le font les doigts sur une cerise dont on veut faire sortir le noyau.

568. Cependant, comme la résistance de la partie du fœtus parvenue à l'orifice de la matrice, maintient cet orifice dans l'état passif, à peine cette résistance de la tête cesse-t-elle, que l'orifice de la matrice récupère son état de liberté; il redevient alors actif, et se resserre de nouveau; ce qui est prouvé par l'exemple trop fréquent du resserrement de l'orifice de la matrice contre le col du fœtus lors de son passage.

569. Au reste, les contractions spontanées et naturelles de la matrice qui opèrent l'accouchement, sont très-légères au commencement (§. 556.); mais leur force va en augmentant dans les tems suivans de l'accouchement, à mesure que diminue la somme de la résistance; et vers la

fin de l'accouchement naturel, elle devient si grande, qu'elle finit ordinairement par surpasser toute autre résistance. (§. 556.)

570. Il n'en est pas de même dans la plupart des accouchemens contre nature qui offrent une résistance non accoutumée qui réclame les secours de l'art, parce que la nature ne peut la vaincre, ou qu'elle ne le pourroit sans danger.

571. Aussi les douleurs ne restent pas toujours proportionnées aux contractions de la matrice qui les produisent; car, si on excepte son activité dans le dernier tems de l'accouchement, il arrive souvent, mais non pas au hasard, que des contractions modérées produisent de très-vives douleurs, tandis que de fortes contractions n'en occasionnent que de légères, selon que toutes les parties de la matrice se contractent en proportion égale ou inégale, et que la résistance est plus ou moins grande.

572. La même chose arrive souvent dans quelques cas d'accouchemens contre nature. Cependant, en général, la nature et le caractère des douleurs dépendent essentiellement de la disposition, de la situation, de la structure et de la résistance des parties qui souffrent dans ce cas; elles proviennent aussi particulièrement, comme de leur cause prochaine, de la force avec laquelle la matrice se contracte à différens degrés, et de celle avec laquelle les parties dures résistent, et constituent la cause immédiate des douleurs.

573. Au reste, les bonnes et les véritables douleurs se manifestent partie extérieurement et partie intérieurement, comme aussi dans différentes régions du corps; par exemple, 1°. au bas-ventre proprement dit; 2°. à l'os sacrum; 3°. aux genoux; 4°. enfin, et principalement à l'orifice de la matrice, et à la partie du fœtus qui commence à s'y présenter.

CHAPITRE VI.

De la division de l'Accouchement naturel en ses différens tems, des douleurs et de leur caractère.

574. On peut diviser l'accouchement comme les maladies, en quatre tems particuliers, dont chacun a ses douleurs et ses signes propres.

575. Quiconque connoît bien ces signes, peut, le plus souvent, même sans le secours du toucher, savoir de combien est avancé l'accouchement.

576. Nous parlerons d'abord des douleurs, et nous les diviserons, pour ce qui a rapport à l'accouchement, en vraies et en fausses.

577. Les fausses douleurs ont leur siége et leurs causes hors de la matrice, et les vraies au dedans; mais les premières dépendent de la correspondance que les parties qui les éprouvent ont avec la matrice, et sont d'ailleurs d'une autre espèce; elles ont bien leur siége et leur cause dans la matrice, mais elles agissent par des lois inverses et des forces opposées à la nature; elles sont très-douloureuses et très-dangereuses, et peuvent facilement occasionner la rupture et le déchirement du col de la matrice.

578. Il est facile de distinguer ces douleurs de toute autre, de même qu'on distingue toute autre espèce de douleurs de celle-là, par le moyen du toucher.

579. Les douleurs vraies qui, d'après les lois prescrites par la nature, ont uniquement leur siége et leurs causes dans la matrice (§. 552.), se divisent, comme les tems de l'accouchement, en plusieurs espèces.

580. La première espèce de douleurs vraies, est appelée *douleurs présageantes*; celles de la seconde espèce sont appelées *préparantes*; la troisième comprend les *douleurs propres de l'accouchement*, et on donne à celles de la quatrième, le nom *de douleurs conquassantes.*

581. Toutes ces espèces de douleurs vraies ne diffèrent réellement entre elles, ni par leur siége, ni par leur caractère, mais seulement par leur force et leur fréquence, d'où il résulte qu'elles diffèrent aussi par leurs effets.

582. Cette quadruple espèce de douleurs a ses avantages dans l'accouchement, et occasionne des changemens particuliers dans les parties de la matrice et du fœtus (§. 556.), ce qui produit le passage d'une espèce de douleur à une autre; et c'est ce passage qui assigne les limites entre les différens degrés de l'accouchement.

583. Cependant l'accouchement parcourt quatre tems de son commencement à sa fin. Le premier a lieu quand l'accouchement se prépare, et il s'annonce par les douleurs présageantes, c'est-à-dire, celles qui indiquent que le moment de l'accouchement approche. C'est un conseil que donne la nature de se préparer à accoucher.

584. Ce premier degré ou ce premier tems de l'accouchement est caractérisé par les signes suivans : 1°. La matrice est visiblement abaissée dans le bas-ventre; 2°. la femme éprouve un besoin assez fréquent d'uriner; 3°. il sort plus abondamment une humeur muqueuse par les parties génitales, qui en sont considérablement relâchées; 4°. le segment inférieur de la matrice est très-distendu, court, rond; l'orifice a disparu; il est mince comme du papier, et est en partie ouvert.

585. C'est-à-dire, que toute la hauteur ou la longueur du canal formé par le col, ainsi que la substance de tout le cône inférieur de la matrice, a à peine l'épaisseur d'une ligne, et qu'à travers les deux orifices de la matrice, on peut toucher à nud les membranes et sentir la tête.

586. Le second tems a lieu, lorsque l'accouchement commence réellement; on le distingue du premier par les douleurs que l'on appelle *préparantes*.

587. Dans ce second tems de l'accouchement, outre les signes déjà mentionnés (§. 586.), on remarque les suivans qui lui sont propres : 1°. Les douleurs de la première

espèce ont pris le caractère de celles de la seconde; 2°. l'humeur muqueuse qui s'échappe est teinte de sang; 3°. les membranes commencent à bondir et à se tendre, puis sortent de l'orifice de la matrice, et sont si tendues, qu'elles menacent à chaque moment de se rompre.

588. Le troisième tems de l'accouchement qui avance se distingue par les douleurs vraies. Il présente les caractères suivans : 1°. Le bruissement des eaux; 2°. le couronnement de la tête; 3°. les douleurs appelées proprement *vraies*, manifestement distinctes des précédentes par leurs propriétés; 4°. la descente de la tête dans l'espace moyen de la cavité du bassin; 5°. la tumeur formée par la tête du fœtus; 6°. le pouls fort, le visage rouge et couvert de sueur.

589. Le quatrième et dernier tems de l'accouchement qui approche de son terme, s'annonce non-seulement par les signes précédens, mais encore par ceux ci-après; savoir : 1°. L'urine est entièrement retenue; 2°. la tumeur formée par la tête augmente; 3°. l'anxiété, l'impatience, quelquefois le vomissement, s'emparent de la malade; 4°. il se manifeste un tremblement particulier et quelquefois général des membres, principalement des genoux; 5°. les matières fécales sortent par l'anus; 6°. la tête, comme l'on dit, est en travail; 7°. le périnée se distend et prend une forme hémisphérique; 8°. la tête est à la sortie, et enfin l'accouchement, qui se termine par des douleurs plus fortes.

590. On a coutume d'appeler les douleurs, *avant-courières*, jusqu'à ce que l'orifice de la matrice soit suffisamment dilaté, et que le mucus ait pris la teinte sanguinolente. Les Latins appellent ces taches de sang que l'on observe dans le mucus, *signa*, et les Français disent que *la femme marque*.

591. Immédiatement après que les premiers signes se sont manifestés, on observe une petite portion de membrane introduite dans l'orifice de la matrice, que les

douleurs ont déjà un peu ouvert; ces douleurs prennent le nom de *préparantes*, qu'elles conservent jusqu'à ce que les eaux entièrement formées s'évacuent. (*Tab.* 6, *fig.* 2.)

592. Ce tems écoulé, on peut ensuite sentir la tête à nu ; alors les douleurs qui succèdent portent le nom *de vraies douleurs de l'accouchement*, et continuent de porter ce nom jusqu'à ce qu'il paroisse un segment de la tête du fœtus dans les parties génitales externes; et les dernières douleurs sont celles qui font sortir la tête.

593. Cependant tous les degrés que parcoure l'accouchement naturel, ne sont pas également longs; les derniers sont ordinairement plus courts que les premiers.

594. Les choses cependant arrivent autrement, et dans un ordre inverse, dans beaucoup d'accouchemens, et principalement dans ceux contre nature, quand l'art ne s'applique pas à abréger les derniers tems.

595. Au reste, si on observe attentivement le passage de l'un à l'autre des tems de l'accouchement, on pourra encore distinguer, par les changemens qui arrivent dans les parties de la mère et du fœtus, le commencement, le milieu et la fin de chacun d'eux.

CHAPITRE VII.

Des changemens qui, dans l'Accouchement naturel, arrivent ordinairement aux parties de la mère et du fœtus.

596. La partie du sac membraneux de l'œuf humain qui se trouve plus près de l'orifice de la matrice, est celle qui, jusque vers le milieu de l'accouchement, éprouve les changemens les plus notables; parce que, pendant la seconde période préparatoire de l'accouchement, au moment des douleurs, les membranes de l'œuf se distendent dans

l'intérieur de la matrice. Cette tension des membranes fait des progrès, se manifeste ensuite, sous la forme d'une vessie, hors de l'orifice de la matrice, et se porte en partie en bas dans le vagin ; alors on dit que *les eaux se disposent*, ou comme le disent improprement les Français, que *les eaux se forment*.

597. Ce phénomène des *eaux qui se disposent*, annonce *le commencement du second tems*.

598. La tumeur des eaux qui s'élève ou s'abaisse, mène naturellement au second tems de l'accouchement : au commencement, on ne remarque d'autre changement dans les membranes, que leur élasticité qui augmente à chaque douleur ; elles n'avancent cependant point encore hors de l'orifice, et cette tension des membranes disparoît avec la cessation des douleurs ; ce qui fait que l'on peut encore sentir distinctement la tête du fœtus avant, pendant et après les douleurs.

599. Ensuite les membranes pénètrent à travers l'orifice de la matrice, et forment dans le vagin une tumeur qui a la forme d'une vessie. Elles conservent alors un certain degré de tension qui, de même que la tumeur, s'accroît à chaque douleur ; c'est pourquoi on ne sent pas également bien la tête du fœtus dans tous les tems : on dit communément alors, que *les eaux sont disposées ou formées*.

600. Ce phénomène des *eaux disposées* indique *le milieu du second tems*.

601. Outre que cette portion d'eau qui reste toujours devant la tête du fœtus dans la tumeur des membranes, empêche de sentir manifestement la tête, celle-ci ne conserve pas toujours la même position, à cause des douleurs ; elle se porte en arrière et en haut, lorsque l'eau se porte en avant et en bas dans la tumeur des membranes. (*Tab.* 6, *fig.* 2.)

602. Aussitôt que la force contractile de la matrice cède, et que les douleurs cessent, la tête descend de

nouveau dans sa première position, et même un peu plus bas; tandis que, dans ce tems, il arrive de grands changemens aux parties supérieures de la matrice fortement distendue. (*Tab.* 6 , *fig* 1 *et* 2.)

603. Lorsque cette tumeur des membranes a acquis une grosseur et une rotondité convenables, qu'elle occupe une grande partie du vagin, et qu'elle est, pour ainsi dire, dans son plus haut degré de tension, on dit que *les eaux sont prêtes à éclater.* (*Tab.* 6 , *fig.* 2.)

604. Cette circonstance des *eaux prêtes à éclater*, montre que *le second tems approche de sa fin.*

605. Ce changement de place alternatif (§. 602.) entre la tête et l'eau de l'accouchement, a lieu jusqu'à ce que la rupture des membranes se fasse, et que les eaux s'évacuent : alors on dit que *les eaux sont sorties.* (*Tab.* 6 , *fig.* 1 *et* 2.)

606. Ce phénomène des *eaux qui sortent* constitue *la fin du second tems.*

607. Au reste, comme la vessie des eaux qui est formée par le choc de l'eau elle-même dans les membranes, occasionné par les contractions de la matrice, sert d'une manière inimitable à la dilatation de l'orifice de la matrice et de toutes les parties molles que le fœtus doit traverser dans l'accouchement; de même aussi, d'après la manière dont se forme et augmente cette tumeur, on peut déterminer de quelle espèce sera l'accouchement.

608. Comme l'écoulement des eaux se fait ordinairement par les seules forces de la nature, il en résulte que dans les cas les plus fréquens, on ne doit pas rompre artificiellement les membranes, ou du moins ne pas trop se presser de le faire; on peut aussi, par l'éclatement et la sortie des eaux, présager quelle sera l'espèce d'accouchement qui aura lieu.

609. Dans les accouchemens naturels qui se font avec facilité, promptitude et succès, lors de la douleur qui détermine la sortie des eaux, il ne sort que peu de celle qui

étoit renfermée dans la vessie en avant de la tête du fœtus. Ensuite, si après chaque douleur il continue de s'écouler beaucoup d'eau, ou si, à la première douleur à laquelle succède la sortie des eaux, il sort directement beaucoup d'eau, et si elle s'évacue toute en une seule fois; dans ces deux cas, on peut s'attendre à un accouchement difficile et contre nature; car, dans le premier, ce phénomène indique que le fœtus est situé obliquement; et, dans le second, il se trouve dans une position plus désavantageuse encore. (*Tab.* 6, *fig.* 1.)

610. Lorsque les membranes sont fortes et épaisses, que les eaux sont en petite quantité, et les douleurs légères, la sortie des eaux peut être long-tems à se faire, même dans les accouchemens très-naturels, et l'accouchement lui-même est beaucoup retardé. Dans ce cas, il peut être permis à l'accoucheur de rompre les membranes pour accélérer l'accouchement; ce qu'il ne devra faire cependant que dans le cas où les eaux seront bien disposées, qu'elles auront suffisamment dilaté l'orifice de la matrice, et que la tête se trouvera immédiatement derrière les eaux.

611. Pour faire cette opération, des accoucheurs ont conseillé des procédés très-simples; d'autres ont proposé divers instrumens. Dans l'emploi de ces procédés, on trouve souvent que le conseil des premiers est insuffisant, ou du moins ennuyeux à exécuter, et que celui des autres exige un trop grand appareil, que l'aspect en est affreux, et l'usage dangereux. Le perforateur des membranes est beaucoup plus simple et d'un usage plus avantageux dans les accouchemens naturels.

612. Ce perforateur n'est autre chose qu'un anneau d'argent auquel est jointe une pointe également en argent, semblable à un cure-dent: cet instrument doit être fait de manière à s'adapter à la main de l'accoucheur qui doit s'en servir. Lorsqu'on veut en faire usage, on met l'anneau sur la seconde phalange de l'indicateur de l'une ou

l'autre main, de manière que la face plate de la pointe de l'instrument réponde à la face supérieure du doigt; alors on couvre la pointe de l'instrument, qui dépasse de quelques lignes, par la face inférieure du doigt médius, on introduit les deux doigts que l'on porte sur les membranes tendues, on retire un peu le doigt médius pour laisser la pointe à découvert, et, par un petit mouvement de l'indicateur, on achève l'opération qui se fait facilement, promptement et sans danger.

613. Osiander et Löffer ont, de nos jours, plus ou moins préconisé les avantages de cet instrument.

614. Le second tems de l'accouchement terminé par l'épanchement des eaux (§. 556.), la tête se présente ordinairement presque aussitôt à l'orifice de la matrice, où peu auparavant on trouvoit la vessie formée par les eaux.

615. Et cette circonstance de *la tête qui se présente à l'orifice de la matrice*, indique *le commencement du troisième tems.*

616. Quand, par la continuation des douleurs du troisième tems, un segment du globe de la tête, c'est-à-dire, sa partie postérieure, s'introduit à l'orifice de la matrice, on dit alors que *la tête est au couronnement.*

617. Cet état de *la tête couronnée à l'orifice de la matrice*, indique *le milieu du troisième tems.*

618. Les changemens qui arrivent après la sortie des eaux, et le couronnement de la tête au troisième et quatrième tems de l'accouchement, regardent, en partie, la tête désormais nue du fœtus, et quelques parties de la mère.

619. La tête descend dans les parties génitales de la mère, et remplit en partie le vagin; les os de la tête se chevauchent; par conséquent, la peau qui la recouvre, forme des plis dans la direction des sutures. (*Tab. 6, fig.* 1.)

620. Il faut que la tête ne reste pas long-tems à traverser ces parties, et qu'elle paroisse enfin à la lumière;

autrement ces plis, qui forment une élévation, dégénéreroient en un gonflement des tégumens communs de la tête qui cacheroit les sutures : ainsi la tête, au moment où elle éprouve le plus de difficultés à passer, prend la forme des parties étroites qu'elle traverse, et change sa figure ronde en une allongée. (*Tab.* 6, *fig.* 1.)

621. Dans ce cas, lorsque la tête s'avance à chaque douleur à travers l'orifice de la matrice, qui est en quelque sorte retiré en haut, et qu'elle se présente derrière les grandes lèvres, on dit que *la tête est au passage.*

622. Et cet état de *la tête qui se présente derrière les grandes lèvres,* indique *la fin du troisième tems.*

623. Lorsqu'enfin on ne peut plus sentir avec le doigt l'orifice de la matrice, que la tête remplit le vagin et est au passage, il arrive aux parties de la mère, c'est-à-dire, au périnée, à l'anus, au coxis et aux grandes lèvres, des changemens qu'il est très-important de connoître, tant pour prévenir les accidens qui pourroient leur arriver, que pour avancer l'accouchement.

624. Enfin, la tête qui s'introduit par son extrémité postérieure entre les grandes lèvres, pousse tellement le périnée en-dehors et en avant, qu'il paroît sous la forme d'un hémisphère; alors on dit que *la tête est à la sortie,* (*Tab.* 6, *fig.* 1.)

625. Les Français ne donnent presque point d'attention à ce dernier tems de l'accouchement, qui est ordinairement de très-courte durée (§. 592.); ou du moins ils ne le distinguent point assez, parce qu'en général ils ne donnent à tout ce quatrième tems de l'accouchement, d'autre nom que celui par lequel ils désignent le pénultième état de la tête dans l'accouchement. (§. 621.)

626. Ce dernier tems de l'accouchement a quelque analogie avec le second, lorsque les eaux se préparent, et qu'on les trouve ensuite disposées et prêtes à s'échapper : dans ce cas, on observe également que le périnée se relâche après les douleurs, puis reste toujours tendu, pousse

l'anus en avant, le coxis en arrière, de manière que le sphincter de l'anus s'ouvre encore, se dilate, et prend une forme allongée longitudinalement ; ainsi son grand diamètre répond à la direction des ischion, le périnée même reste tendu, et a la forme d'un grand hémisphère.

627. Et cette circonstance de *la tension qui arrive au périnée qui se relâche ensuite*, indique *le commencement du dernier tems*,

628. Les phénomènes qui surviennent peu après, c'est-à-dire, *le périnée qui se distend comme un grand hémisphère, et la dilatation de l'anus*, annoncent que *l'accouchement est au milieu du dernier tems.*

629. Dans ces cas, enfin, les petites et les grandes lèvres se retirent en-dedans, et le périnée aminci, pour ainsi dire, comme du papier, à cause de sa grande distension, menacé à tout moment de se déchirer.

630. Ces derniers phénomènes *des lèvres qui se retirent en-dedans, et de la rupture dont est menacé le périnée*, indiquent que *le dernier tems est près de sa fin.*

631. On voit alors manifestement que la partie postérieure de la tête, déjà sortie en partie, devient, pour ainsi dire, immobile sous l'arc du pubis, tandis que sa partie antérieure, par l'effet de la force avec laquelle se contracte la matrice dans les douleurs appelées *conquassantes*, se tourne autour de son propre axe transversal (§. 458.), et achève de sortir, en suivant la direction de la ligne centrale du vagin, la face se développant d'abord par un tour demi-circulaire; ce qui termine *le dernier tems.*

632. *La tête à l'issue* constitue *la fin du quatrième et dernier tems*, ou l'acte même de l'accouchement; car la tête du fœtus une fois sortie, le corps vient ensuite spontanément et de lui-même, et il ne faut employer qu'une force très-légère, mais bien dirigée, pour achever de l'extraire.

633. C'est ainsi que s'opère la sortie de la tête qui,

conformement à sa structure, se fait dans la direction naturelle des parties, dans lesquelles son grand diamètre se développe en presque autant de diamètres petits, moyens et obliques, que l'on peut imaginer de points sur sa surface; c'est ainsi qu'opère la nature dans le travail de l'accouchement; elle ménage pour un tems opportun les parties d'une manière incomparable.

634. Cette doctrine du passage naturel de la tête dans l'accouchement (qui consiste en ce que sa partie ou son extrémité postérieure entre la première à l'orifice de la matrice, et non pas le sommet ou la pointe supérieure, et en ce que, du commencement jusqu'à la fin de l'accouchement naturel, la face considérée comme base de la pointe supérieure (§. 452.), ne sort qu'au moyen de son développement et du passage, ou du changement des bases et des sommets de la tête les uns dans les autres (§. 452.)); cette doctrine, dis-je, est celle qu'admet plus facilement une théorie raisonnable, et dont l'expérience paroît confirmer la vérité; car on appelle seulement *naturel*, ce qui arrive ordinairement de la même manière dans le plus grand nombre de cas.

635. D'après cette doctrine, on peut concevoir et expliquer aisément la possibilité de l'accouchement naturel, et admirer en même tems ce grand chef-d'œuvre de mécanique vivante. Comme ce n'est que dans les cas de disproportion entre la tête du fœtus et le bassin de la mère, ou dans celui de mauvaise position de la tête sur son corps, relativement au bassin, que, d'après l'opinion de Smellie et d'autres écrivains, la tête passe par le bassin, ou dans une position entièrement latérale, la face tournée vers le grand diamètre du bassin, ou dans une position oblique, sa face répondant au diamètre moyen de Deventer; dans ces cas, elle y passe purement par nécessité, et dans le dernier cas seulement, elle ne se présente bien que sur la fin de l'accouchement.

636. Et puisque la nature doit servir de modèle à

l'accoucheur (§. 521 *et suiv.*), on voit facilement combien une bonne théorie de l'accouchement doit rendre facile et heureux l'exercice de l'art dans les cas difficiles.

CHAPITRE VIII.

De la position à donner à la mère dans l'Accouchement naturel.

637. La femme peut accoucher debout, assise ou couchée, soit qu'elle soit couchée sur le dos, ou, à la manière angloise, sur le côté; mais les principaux changemens que l'on observe dans les parties de la mère aux troisième et quatrième tems de l'accouchement (§. 618 *et suiv.*), nous engagent à fixer et prescrire cette position, afin de mieux préserver les parties, et de faciliter l'accouchement dans les différens tems.

638. Dans le premier et le second temps de l'accouchement (§. 583 *et suiv.*), il n'est pas besoin que la femme prenne aucune position particulière, il vaut mieux qu'elle garde celle qui lui plaît, que tantôt elle se promène, tantôt reste debout, tantôt elle s'asseoie, et tantôt elle se couche.

639. Cependant, dès que les eaux sont prêtes à s'échapper, ou si elles sont déjà sorties, si la tête est au couronnement; alors la femme est par conséquent au troisième tems de l'accouchement (§. 588.); et si l'on voit la tête descendre de plus en plus, on peut augurer que l'accouchement approche; alors la femme doit prendre une position fixe, commode et avantageuse.

640. La meilleure position que l'on puisse donner à une femme dans le quatrième tems de l'accouchement, est de la mettre de manière qu'elle soit moitié couchée, moitié assise, ou dans une chaise à accoucher, ou dans un lit, et d'attendre ainsi la descente de la tête dans les parties

de la mère, jusqu'à ce qu'elle y opère les changemens dont nous avons parlé. (§. 618.) (*Tab.* 7.)

641. Lorsque ces changemens arrivent aux parties de la mère et à la tête de l'enfant (§. §. 518, 621.), le lit doit être de plus en plus abaissé vers le dos pour l'accouchement. (*Tab.* 7.)

642. Enfin aussitôt que s'approche le quatrième et dernier tems de l'accouchement (§. 589.), la femme doit avoir le dos encore plus abaissé, de manière que vers la fin, elle soit dans une position pour ainsi dire horizontale. Cette position favorise l'accouchement et prévient les lésions des parties de la mère. (*Tab.* 7.)

643. Puisque la ligne diagonale du parallélogramme imaginaire que décrit le diaphragme avec les muscles abdominaux (§. 74.), forme l'axe même de la matrice, du fœtus et du bassin (§. 80.), et que les douleurs agissent toujours dans la direction de cette ligne, il en résulte que le fœtus a la tête vers l'anus (§. 626.); cependant l'axe du vagin fait un angle très-remarquable (§. 81.) avec l'axe de ces parties : on voit par-là combien une position avantageuse de la mère, qui diminue ou rend plus obtus l'angle sous lequel le vagin s'unit à l'axe de la matrice, combien, dis-je, cette position favorise l'accouchement et contribue à garantir les parties de la mère.

644. A mesure que l'on abaisse le dos de la femme qui accouche, l'extrémité supérieure de l'axe de la matrice s'approche de la ligne centrale du corps, et son extrémité inférieure s'en éloigne toujours davantage; par-là, l'angle que fait la matrice avec le vagin, devient plus obtus, ce qui fait que la tête est portée plus près de sa sortie, et contribue à faciliter l'accouchement. (*Tab.* 7.)

645. La situation de la femme ayant le dos abaissé, convient sur-tout au quatrième tems de l'accouchement, réussit en général très-bien, et est également nécessaire dans le premier tems, lorsque le ventre tombe beaucoup en-devant; ainsi il convient d'abord de placer la

femme dans cette position, dans les cas de grande foiblesse, ou de disposition à l'évanouissement, aux convulsions, aux pertes et aux chûtes de matrice.

646. On voit par-là, pourquoi, parmi les chaises à accouchemens, celle de Deventer, dont le dossier est mobile, est préférable aux autres; et pourquoi les lits qui servent à l'accouchement doivent être construits d'après ces principes. (*Tab.* 9 *et* 10.)

647. La chaise-lit, dont la construction réunit la beauté extérieure à la commodité, est préférable au lit et à la chaise, et peut servir dans toute sorte d'accouchement; elle a même cet avantage que, par elle, on accélère l'accouchement sans employer une si grande somme de forces. (*Tab.* 9 *et* 10.)

648. Cependant chez les personnes de petite stature, qui sont difformes, ou chez celles qui sont sujettes à une difficulté de respirer, l'accoucheur doit se conduire différemment (§. 590 *et suiv.*); car la position horizontale ne conviendroit point du tout dans ces sortes de cas.

649. Il doit également donner une position différente à la femme, et la varier souvent dans les cas d'obliquité de la matrice.

650. Il doit aussi savoir donner à la femme une position telle qu'il puisse facilement retourner l'enfant si le cas l'exige; la chaise-lit peut encore parfaitement remplir cette condition, et être également très-convenable dans les cas difficiles où l'on est obligé d'opérer sur la tête. (§. 647.)

651. Au reste, dans les cas pressans, l'accoucheur et les sages-femmes doivent savoir construire et disposer promptement un lit qui remplisse toutes les conditions nécessaires pour favoriser l'accouchement, principalement chez les pauvres, soit que l'on se serve de chaises de planches ou d'autres choses semblables.

CHAPITRE IX.

Des secours à donner à la femme dans l'Accouchement naturel.

652. Quoique tout démontre que, dans l'accouchement naturel, la femme peut se suffire à elle-même, en se servant de ses propres forces, et sans avoir besoin de secours étranger; néanmoins on peut faciliter singulièrement l'accouchement, et prévenir les lésions qui pourroient survenir aux parties de la mère en lui donnant la position la plus avantageuse, et en employant à propos les différens moyens qui peuvent convenir.

653. Les secours que l'on peut donner à la femme qui éprouve des douleurs, et qui est au premier, au second, ou au commencement du troisième tems de l'accouchement, consistent à lui laisser prendre la position dans laquelle elle se trouve le mieux (§ 638.); à vider de bonne heure le rectum au moyen d'un lavement, afin d'augmenter la capacité du bassin, pour que rien ne s'oppose au libre passage de la tête, et enfin pour prévenir toute malpropreté.

654. Il est rare que l'on doive, avant le troisième tems de l'accouchement, évacuer les urines de la vessie; on remplit toujours cette indication en donnant à la femme une position plus convenable, ou en se servant de la sonde.

655. Quand la femme est au troisième ou quatrième tems de l'accouchement, il faut que l'accoucheur ou la sage-femme lui donne la position qu'elle doit avoir, ou sur la chaise, ou sur un lit, et lui indique, sur-tout lorsqu'elle est à son premier accouchement, et qu'elle est novice dans cette partie, comment elle doit se tenir, lors des vraies douleurs, pour favoriser leur effet.

656. Il importe sur-tout que l'os sacrum, les bras, les jambes et les genoux soient bien appuyés. La région du périnée doit être entièrement libre pour que le fœtus puisse s'engager plus aisément dans les parties de la mère, et éviter la pression qui empêcheroit l'éloignement du coxis, et la dilatation des parties molles, afin que rien ne s'oppose à la sortie de la tête.

657. Ces conditions nécessaires sont des avantages essentiels qui se trouvent réunis dans une chaise-lit bien faite. (§. 647.) (*Tab.* 9 *et* 10.)

658. Il est bon aussi d'étendre sous les reins de la femme une serviette assez large pour soulever un peu, ou du moins pour soutenir les reins eux-mêmes ou le sacrum, pendant les vrais douleurs; ce qui sert avec avantage dans l'accouchement, mais sur-tout lorsque la femme éprouve des foiblesses.

659. Lorsque, par les douleurs qu'éprouve la femme en couche, elle est excitée presque involontairement à les aider du concours des muscles abdominaux et du diaphragme, et que, pour les faire servir davantage, elle baisse le menton sur la poitrine, et retient sa respiration; il faut que, tandis qu'elle est bien appuyée sur le sacrum, au lieu de s'attacher avec les mains à quelque corps fixe, et de le pousser comme si elle vouloit l'éloigner d'elle, elle agisse plutôt comme si elle vouloit le tirer à elle.

660. De même dans les cas dont nous venons de parler (§. *précéd.*), la femme ne doit pas seulement appuyer ses pieds contre quelque corps, mais il faut qu'elle ait les genoux très-pliés, et que les pieds, un peu étendus, soient appuyés contre un corps quelconque, comme pour le pousser dehors.

661. De cette manière (§. §. 659, 660.), il est plus facile que la mère pousse dehors ce qui est renfermé dans son sein, qu'il ne l'est que son corps se retire en arrière.

662. On rencontre aussi ces avantages dans la chaise-lit

bien faite, au moyen de laquelle on peut, d'après les règles d'une mécanique naturelle, avec peu de forces et en peu de tems, mouvoir un poids considérable; avantages importans et chers au beau sexe, parce qu'ils contribuent beaucoup à faciliter l'accouchement, et à le rendre plus prompt et plus sûr. (*Tab.* 9 *et* 10.)

663. Quant à ce qui regarde le toucher interne pendant l'accouchement, on ne doit l'employer que rarement au commencement, ne s'en servir ensuite qu'avec beaucoup de précautions, et sur la fin, ne le répéter qu'autant qu'il est nécessaire.

664. Cependant, dans l'un et l'autre de ces cas, pour juger du véritable état des choses, de celui où se trouve le travail et de son avancement, il faut employer le toucher avant, pendant et après les douleurs.

665. Mais dans l'état actuel de nos connoissances, l'art se compromettroit si, même dans un cas d'accouchement naturel, pouvant abréger le tems et épargner des douleurs à la femme, il n'employoit les moyens raisonnables de remplir cette double indication.

666. On la remplira en accélérant le passage de l'un à l'autre des tems de l'accouchement (§. §. 593, 595.); on peut très-bien employer avec beaucoup d'avantage les secours de la main en passant du second tems au troisième, et de celui-ci au quatrième.

667. Mais ce nouvel usage des mains, pour accélérer l'accouchement, ne pourra avoir lieu avant le milieu du second tems (§. 600.), ni s'étendre au-delà du troisième. (§. 622.)

668. Cette opération qui convient au second et au troisièms tems, consiste à pousser doucement en haut, et peu à peu, tout le tour de l'orifice de la matrice sur les parties qui s'y aplanissent, afin qu'elles s'abaissent à proportion que celui-là s'élève.

669. On exécute facilement ce procédé avec le bout

du doigt; mais il faut avoir soin d'opérer différemment pendant les douleurs que pendant leur intervalle.

607. Dans l'intervalle des douleurs, on tâche de pousser en arrière l'orifice de la matrice, tandis que, pendant qu'elles ont lieu, on s'efforce seulement de le retenir à l'endroit où il s'étoit porté. Ce procédé est un composé d'action et de réaction, quoique souvent la réaction devienne une véritable action.

671. Ainsi on opère dans le second tems, l'issue des eaux d'une manière immédiate; et au troisième tems, on emploie, sur la tête du fœtus qui se couronne, le même procédé qu'on employoit auparavant sur la vessie des eaux qui se formoit.

672. En procédant ainsi, on observe que la lèvre postérieure de l'orifice de la matrice disparoît la première, mais que l'on continue encore de sentir les lèvres latérales; ensuite celles-ci disparoissent aussi, et il ne reste que la lèvre antérieuse qui soit sensible au toucher.

673. Lorsque la tête a déjà passé au couronnement, et qu'elle est cachée dans le vagin, il ne faut plus s'occuper que de la lèvre antérieure de l'orifice de la matrice, qui alors se porte doucement en haut sous les os pubis, jusqu'à ce que la tête remplissant tout le vagin, cette lèvre disparoît également; alors le troisième tems est terminé, et la tête est au passage.

674. Ces procédés, plus faciles à démontrer au lit de la femme en couche, qu'à enseigner dans les livres, sont secondés par les douleurs en proportion de leur efficacité; quoique, lorsqu'elles sont foibles et rares, c'est alors qu'il faut les solliciter par ce procédé manuel, et accélérer ainsi la terminaison de l'accouchement, en gagnant du tems, et évitant beaucoup de douleurs.

675. Dans le dernier tems de l'accouchement (§. 627 *et suiv.*), le secours le plus raisonnable, le plus approprié à la disposition des parties, et qu'il convient davantage de donner tant à la mère qu'à l'enfant, est principalement

fondé sur les indications suivantes, qui consistent, 1°. à amolir, à aplanir et à dilater convenablement les parties externes de la mère, et sur-tout le périnée, qui est fortement tendu et protubérant; 2°. à augmenter la force de ces parties extrêmement distendues et amincies, et à les soutenir en même-tems; 3°. enfin, à suivre la tête, lors de sa sortie, dans la direction dans laquelle elle se manifeste.

676. Nous devons toujours prendre la nature pour guide dans les changemens que nous opérons dans les parties de la mère et du fœtus (§. 623 *et suiv.*). Pour remplir la première indication, 1°. on lubréfie les parties tant intérieurement qu'extérieurement avec des liqueurs appropriées; 2°. on tâche de porter en dedans, en arrière, et par-dessus la tête du fœtus, les grandes lèvres et même le périnée en partie.

677. On exécutera facilement ces procédés aussi nouveaux qu'essentiels dans l'intervalle des douleurs, tandis que pendant les douleurs mêmes, on s'opposera fortement à la rentrée des parties, pour qu'elles ne se reportent point en avant.

678. On remplit la seconde indication (§. 675.) en employant la judicieuse méthode de Smellie et de Plenck, qui consiste à appliquer en-dehors la paume de la main sur le périnée distendu, de manière à la faire glisser plusieurs fois pendant les douleurs vers la partie postérieure, en soutenant ainsi en même-tems le périnée, et cherchant à pousser en haut la tête, et à la tenir appuyée pendant les douleurs, comme si on vouloit s'opposer à la contraction de la matrice, à l'impulsion des douleurs, et retarder même l'accouchement.

679. Et puisque dans d'autres occasions, par exemple, lorsque la tête est volumineuse, que le passage est étroit, que le périnée résiste, etc. le passage trop rapide de la tête dans le dernier tems de l'accouchement, exposeroit le périnée à être déchiré, il en naît l'indication particulière

de chercher, par toutes sortes de moyens, à prolonger ce dernier tems.

680 La troisième indication, qui consiste à pousser la tête du fœtus de la manière la plus naturelle, se remplit en la faisant glisser sur les doigts introduits dans le vagin, et recourbés en-dehors, au lieu de les porter sur le périnée distendu, poussé en avant et comme excavé, en soulevant ainsi en avant la tête sous l'arc du pubis, dans une direction demi-circulaire, ce qui vaut mieux que de pousser en haut et en arrière le périnée sur la tête, avec les doigts pliés en arrière presque comme un crochet; il faut se préparer à ce procédé pendant l'intervalle des douleurs, pour pouvoir l'employer lorsqu'elles ont lieu.

681. Ainsi la violence des douleurs qui opère en grande partie dans la direction de l'axe supérieur du bassin, et par conséquent en ligne droite vers l'intestin rectum, se rompt en quelque sorte, la pression de la tête sur le périnée diminue, et la tête sort dans la ligne diagonale en suivant l'axe éliptique du vagin; de cette manière les douleurs sont infiniment moindres, l'accouchement est plus facile, et la lésion des parties n'a pas lieu.

682. Un accoucheur habile obtiendra de semblables avantages, par rapport à la tête de l'enfant et aux parties de la mère, toutes les fois que, dans les cas difficiles, il saura employer convenablement (et conformement à la doctrine dú levier) le forceps de Levret, ou quelqu'un des autres instrumens nouvellement inventés.

683. Quelquefois la tête du fœtus, près de sa sortie, remplit si exactement les parties de la mère, que l'on ne peut pas même introduire un doigt entre elles et la tête : dans ce cas, il faut se servir de l'instrument connu sous le nom de *levier de Roonhuisen.*

684. Ainsi le levier de Roonhuisen peut quelquefois très-bien convenir, même dans l'accouchement naturel; et à cet égard, il seroit bien à désirer que d'habiles

accoucheurs eussent assez de perspicacité et de talens pour employer à propos un instrument aussi avantageux.

685. Dans le cas où l'on n'auroit pas, où l'on ne voudroit pas employer le levier, on réussit très-bien par un autre moyen, qui consiste à introduire un ou deux doigts dans l'anus, qui, dans ce cas, se trouve très-ouvert, et exécuter ensuite en-dehors le même procédé (§. 680.), que l'on pourroit permettre et conseiller même aux accoucheuses quand elles seroient bien instruites, et qu'elles sauroient l'employer à propos et avec adresse. Il ne peut y avoir d'autre obstacle à l'emploi de cet instrument naturel que l'existence d'hémorroïdes internes et très-douloureuses.

686. Il ne sera cependant jamais permis à l'accoucheur, par quelque motif que ce puisse être, d'introduire toute la main dans le vagin, quand, dans l'accouchement naturel, la tête y est déjà engagée en partie.

687. A peine la tête du fœtus est-elle sortie, que le reste du corps sort ordinairement très-aisément. Dans le cas contraire, il suffiroit que l'accoucheuse saisît convenablement la tête, et qu'elle tirât doucement le corps dans la direction de l'axe du bassin et du vagin (§. 80.)

688 Mais si l'état maladif de l'intestin ne permet pas l'emploi du moyen indiqué (§.685.), il faut alors se contenter de soutenir les parties extérieures tendues et élargies avec la paume de la main nue, et non pas se servir d'un linge, comme le recommandent Osiander et de Mohrenheim, en même tems qu'on lève la tête en avant, jusqu'à ce que l'accouchement soit terminé.

689. Mais malheureusement l'expérience apprend que souvent d'imprudentes sages-femmes imposent de trop bonne heure aux femmes qui accouchent, l'obligation de garder une position fixe, et de faire valoir mal-à-propos des forces étrangères au travail, ce qui ne leur nuit pas peu. En outre, elles commencent trop tôt à les tourmenter par des procédés peu raisonnés, et occasionnent ainsi plus

d'ennui et de douleurs que l'accouchement lui-même. Il en est encore qui augmentent le mal en faisant avant le tems consumer les forces, en donnant prématurément issue aux eaux, en irritant les parties de la femme avec leurs doigts, et elles parviennent ainsi à rendre l'accouchement difficile et à l'environner de dangers.

690. Un autre principe également faux et pernicieux, passé des anciens aux modernes, et qui malheureusement est adopté par toutes les sages-femmes, et par un assez grand nombre d'accoucheurs même renommés, principe qu'il est par-là même presque impossible de renverser, est celui qui conseille de pousser avec les doigts courbés, introduits dans la commissure inférieure, et de presser en arrière le périnée sur la tête, lorsqu'elle se présente ou qu'elle veut sortir.

691. Soit que l'on exécute ce procédé mal entendu avec un ou deux doigts, ou, comme le conseille Rœderer, avec deux doigts de chaque main, loin d'obtenir ce qu'on se propose, c'est-à-dire, de faciliter l'accouchement et de garantir les parties de la mère, on favorise par-là la lésion du périnée que l'on croit éviter; car, dans ce cas, il n'y a rien qui soit capable d'accélérer l'accouchement et d'empêcher la lésion des parties, excepté l'emploi du procédé qui consiste à mouvoir le poids dans une ligne circulaire, et à développer par conséquent la tête de manière que le périnée soit à l'abri de toute pression.

692. La lésion du périnée arrive de plusieurs manières, tantôt latéralement, tantôt directement en bas, selon que l'on emploie l'une ou l'autre des méthodes précédentes (§. 691.) qui sont également nuisibles. Les moyens à employer pour en obtenir la guérison, varient suivant la différence de la lésion.

693. Lorsque la lésion est légère, il suffit de donner une position avantageuse, et de la faire conserver tranquillement. Pour remplir cette double indication, on peut se

servir avantageusement d'un bandage, au moyen duquel on tiendroit les parties dans une position fixe.

694. Mais si la lésion du périnée s'étend jusqu'au sphincter de l'anus, et aux parties qui séparent le rectum du vagin, alors le mal est beaucoup plus grave, et il est indispensable de recourir à la suture, car il faudroit une réunion de circonstances heureuses, pour que la nature, livrée à elle-même, guérît la lésion des parties, ce qui est extrêmement rare, et ce que l'on ne peut pas raisonnablement espérer.

CHAPITRE X.

De la ligature du Cordon ombilical.

695. Le fœtus sorti du sein de la mère, le premier soin de l'accoucheur doit être de le séparer du placenta, ce qu'il fait en liant et coupant le cordon.

696. L'endroit où on lie le cordon, doit être éloigné de trois ou quatre doigts de l'ombilic de l'enfant ; mais il importe peu de faire cette ligature un peu plus près ou un peu plus loin, pourvu que, dans le premier cas, on ne comprenne point la peau du ventre, puisque, dans l'un et l'autre cas, le cordon se sépare toujours dans l'endroit indiqué par la nature.

697. Dans la crainte d'une hémorragie par l'extrémité du cordon qui répond à la mère, on a conseillé autrefois de placer également une ligature à cette portion, et de faire la section du cordon entre les deux ligatures.

698. Quoique cette crainte ne soit pas dénuée de fondemens, et qu'il nous paroisse croyable que cette hémorragie peut quelquefois arriver, cette précaution, du moins dans les accouchemens naturels, est inutile.

699. La conséquence que l'on peut tirer de cet ancien précepte, c'est qu'il paroît qu'autrefois on ne procédoit pas

pas aussi promptement à l'extraction du placenta, tandis que des accoucheurs, même célèbres, du moyen âge, conseillent mal-à-propos d'extraire le placenta avant même qu'on ait lié et coupé le cordon. Mais sans parler du danger de cette pratique dans les cas simples, comment ces accoucheurs ont-ils pu l'employer dans les cas d'accouchemens de jumeaux?

700 Aussi le précepte qui conseille de lier la partie maternelle du cordon dans les cas de jumeaux (§. 697.), n'est pas aussi essentiellement utile que celui qui défend, dans ce cas, d'extraire le placenta avant l'issue du second jumeau.

701. Il est facile de démontrer que la perte de sang par le cordon du premier né des jumeaux, ne peut guère arriver ni par le système artériel, ni par le système veineux: on voit par-là que la partie du cordon qui répond à la mère, dans le cas de jumeaux (§. *précéd.*), ne sert tout au plus qu'à distinguer, après l'accouchement, le premier cordon du second.

702. Dans l'opération de la ligature, on doit examiner deux choses, la nature du fil, et la manière de faire la ligature.

703. Le fil ou le lien ne doit être ni trop foible, ni coupant; il sera composé de quatre ou cinq fils cirés et unis les uns à côté des autres, et noué à l'une de ses extrémités.

704. Quant à la manière de faire la ligature, il est préférable de serrer en-dessous le cordon par le nœud du chirurgien, puis de faire en-dessus un nœud simple, que l'on assujétit par un double.

705. Le nœud ne doit être ni trop serré, ni trop lâche; en cela on doit avoir égard à la qualité du cordon (§. 401.)

706. Dans quelques cas, il est à propos de laisser sortir un peu de sang par le cordon, et sans vouloir donner de l'importance à des superstitions blâmables, on ne peut désapprouver l'évacuation de cette petite quantité de sang qui se trouve dans la partie du cordon qui répond à

l'enfant; mais lorsqu'on s'y est une fois opposé par la ligature, on peut faire celle-ci plus lâche, ou tenir seulement prêt le nœud pour l'appliquer sur celui du chirurgien, et le serrer sur le cordon après l'avoir coupé.

707. Au reste, excepté quelques cas rares (§. 397.), et pourvu qu'on ne coupe pas le cordon trop long ou trop court, on peut en quelque sorte soutenir que la ligature ne sert pas à grand'chose; ce qui est prouvé par la théorie et l'expérience. Ainsi la nature a pourvu aux effets de l'ignorance ou de la méchanceté des hommes dans la plupart des cas.

708. Aussitôt après que l'accoucheur a séparé l'enfant de la mère, il doit (§.695.) toucher le ventre pour reconnoître l'état de la matrice, avant que de s'occuper d'en extraire le placenta : ce toucher est à tous égards de la plus grande importance.

CHAPITRE XI.

De l'extraction du Placenta dans les cas ordinaires.

709. DANS les cas naturels, la sortie du placenta s'opère par les mêmes lois que celle du fœtus, et par les seules forces de la nature, quoique l'art y contribue quelquefois avantageusement.

710. Le muscle auquel Ruisch attribue l'usage d'expulser le placenta, est purement imaginaire, car la nature se seroit trompée en plaçant dans un endroit fixe un organe superflu, puisque le placenta est fort éloigné d'avoir toujours son insertion au même endroit.

711. Mais la nature se sert des mêmes moyens et opère ordinairement en petit, presque de la même manière qu'elle le fait en grand dans l'accouchement du fœtus, de

manière que le placenta, devenu désormais un corps à charge pour la matrice, est expulsé par un second travail.

712. Dans cet intervalle, c'est-à-dire, immédiatement après la sortie du fœtus, la matrice éprouve des changemens remarquables qu'il est important de bien connoître, car c'est d'après eux principalement que se fondent les secours à donner à la femme.

713. La ligne centrale de la matrice s'éloigne aussitôt beaucoup de la ligne centrale du bassin, et la matrice se porte beaucoup plus en-devant sur les os pubis ; on sent ordinairement plus manifestement la tumeur dure et circonscrite formée par la matrice entre l'ombilic et les os pubis, le col retiré en haut est presque fermé, et forme, avec la ligne centrale éliptique du vagin, un angle plus ou moins aigu. (*Tab.* 8.)

714. Aussitôt que commence le nouveau travail pour l'expulsion du placenta, les parties supérieures de la matrice commencent à reprendre de l'activité, tandis que le segment inférieur, qui est alors douloureux, tombe dans un état d'inertie ; l'orifice de la matrice s'ouvre de nouveau, et laisse sortir plus ou moins de sang, en même-tems que, par le concours des parties supérieures qui se contractent, le col pousse dehors le placenta à travers l'orifice du vagin.

715. On divise en deux tems tout ce qui a rapport à l'expulsion des secondines, c'est-à-dire, en celui de leur séparation et en celui de leur expulsion. Lorsque, pour obtenir ce résultat, il faut employer des moyens artificiels, il faut toujours prendre la nature pour guide, et n'agir jamais par secousses.

716. La séparation du placenta de la matrice a lieu en totalité ou en partie au moment de la sortie de l'enfant, lorsque dans les fortes contractions de presque toutes les parties de la matrice, le placenta n'est plus soutenu par le fœtus. La grande voûte que forme la matrice se change aussitôt en une autre beaucoup plus petite ; les

parties du placenta se ressentent de ce changement, et se réduisent, pour ainsi dire, à l'état où elles étoient entre le quatrième et le cinquième mois, ou vers le milieu de la grossesse.

717. Cette séparation du placenta, qui arrive tantôt plutôt, tantôt plus tard, est annoncée par la perte de sang, comme la tumeur dure et circonscrite de la matrice indique la force avec laquelle celle-ci se resserre.

718. Il s'ensuit de là que la nature a certains signes par lesquels elle nous montre quel est le véritable moment où l'art peut venir à son secours d'une manière avantageuse et sûre.

719. Ces signes consistent dans la tumeur dure et circonscrite que l'on sent, dans la sortie du sang, dans la nouvelle ouverture de l'orifice de la matrice occasionnée par les nouvelles douleurs, quoique plus légères.

720. Ces derniers signes, c'est-à dire, les douleurs légères qui se font sentir de nouveau, et la nouvelle ouverture de l'orifice de la matrice, prouvent l'activité du corps et du fond de la matrice même, la séparation totale du placenta, et indiquent que le second tems, c'est-à-dire, celui de son expulsion, est arrivé.

721. Si l'on fait des tentatives pour extraire le placenta sans attendre l'apparition de ces signes (§. §. 719, 720.), on y parvient difficilement sans nuire à la mère.

722. Cependant la nature, subordonnée à certaines causes prédisposantes, termine cette opération tantôt plutôt, tantôt plus tard : ainsi ceux qui pratiquent l'art des accouchemens doivent se régler d'après différentes circonstances ; et c'est ici en particulier le cas de la règle qui conseille de retarder d'autant plus à faire l'extraction du placenta que l'accouchement a été plus prompt, ou que le ventre a été plus distendu par une grossesse ou simple ou composée, ou par l'abondance des eaux. On peut donner le même conseil dans le cas où l'accouchement n'a pu être terminé que par les secours de l'art.

723. Si cependant, sentant la tumeur dure, circonscrite, formée par la matrice (§. §. 719, 720.), et les nouvelles douleurs tardant à paroître (§. §. 719, 720.), il ne survenoit aucune perte de sang (§. 717.), on doit penser que le placenta est déjà à l'orifice de la matrice ou dans le vagin, où il empêche l'issue du sang, comme cela a lieu souvent. Dans ce cas, que l'on reconnoît aisément au toucher, et dont le placenta même fournit des signes, on doit, sans tarder, en faire l'extraction.

724. La méthode par laquelle on aide la matrice dans cette opération consiste, quand le placenta est encore fixé à la matrice, à le tirer en bas dans la direction de la matrice, conformément à celle qu'il vient de prendre relativement au bassin (§. 713.); ensuite à en continuer l'extraction dans la direction du vagin.

725. Pour cela, on entortille le cordon plusieurs fois autour de quelques doigts d'une main, jusque près des parties externes de la mère, et on introduit quelques doigts de l'autre main le long du cordon jusqu'à l'orifice de la matrice; avec ceux-ci, on presse le cordon en bas et en arrière, des os du pubis vers le sacrum, en même-tems que l'on tire doucement à soi avec l'autre main, comme avec une poulie.

726. Si le placenta cède à cette manière de tirer, et si sa sortie n'est accompagnée que d'une petite perte de sang, on peut continuer à le tirer sans danger; mais si, avant de le tirer, et pendant qu'on le tiroit, il ne s'est pas écoulé une quantité de sang assez sensible, et si le cordon tendoit à rentrer lorsqu'on l'avoit tiré et qu'il avoit paru en dehors, ce phénomène annonce un danger assez pressant, et réclame un procédé différent.

727. Lorsque le placenta est descendu sans difficulté de la cavité de la matrice en glissant comme sur un plan incliné, et qu'on le trouve en grande partie hors de l'orifice de la matrice et descendu dans le vagin, on tourne la main déjà introduite dans les parties maternelles en la passant

sous le placenta, de manière à en saisir la masse avec le pouce passé en dessus, et on en achève l'extraction dans la direction du vagin.

728. Ou si le placenta sort sans difficulté et comme de lui-même, on applique la face externe de la main ouverte contre le périnée, en laissant de la place en dessus pour le passage du placenta, presque comme il a été conseillé de faire lors de la sortie de la tête ; car le périnée nouvellement distendu par le passage du placenta, quoiqu'en moindre proportion, laisse voir plus clairement s'il est lésé ou non.

729. Dans l'accouchement simple, les membranes ayant coutume de se renverser, de rester en arrière, et de sortir les dernières, il faut les prendre tantôt avec une main, tantôt avec l'autre près des parties externes de la mère, et les extraire avec précaution.

730. Un accoucheur habile, qui sait dans quelle direction se présente la cavité de la matrice, lorsque tout ce qu'elle contenoit en est sorti, et qu'elle s'est déjà beaucoup resserrée sur elle-même, doit reconnoître encore une fois (§. 537.), par le toucher, l'état de la matrice, en extraire les corps étrangers qui pourroient encore s'y trouver, afin de prévenir les accidens qui pourroient résulter de leur présence.

731. Cette opération, non moins utile que celle qui consiste à toucher le ventre immédiatement après la sortie du fœtus et avant la séparation du placenta (§. 708.), épargne à la femme beaucoup de douleurs consécutives (§. 536.) et prévient d'autres accidens capables de mettre sa vie en danger.

732. Le seul motif pour lequel on éprouve souvent plus de difficulté à extraire le placenta qu'on en a eu dans l'accouchement même du fœtus, lorsque cela ne dépend pas de ce que l'on s'est trop pressé à opérer, provient de l'angle aigu que forme la matrice avec le vagin (§. 713.), et de ce que l'on tire le cordon de manière à rendre cet angle

plus aigu encore : en agissant de cette manière, la résistence est encore augmentée par le frottement du cordon sous l'arc du pubis.

733. D'après cela il paroît, et l'expérience le prouve, qu'il suffit de placer la mère convenablement, et de donner une meilleure position à la matrice : par ce moyen, et en employant un procédé convenable, un accoucheur instruit diminue de moitié les difficultés, et obtient facilement l'effet désiré.

734. Un conseil instructif, fruit peut-être de la seule pratique, donné par la Sigmundin, est remarquable et mérite de tenir ici sa place; elle dit: « Quand les secon-
» dines ne veulent pas sortir comme de coutume, je fais
» soulever et tenir bien élevé le ventre, pendant que je
» prends le cordon de la main gauche pour pouvoir, avec
» deux doigts de la droite, aller le long du cordon jusqu'à
» l'orifice de la matrice que j'élève, comme j'ai fait dans
» l'accouchement; par ce moyen, les secondines s'abai-
» sent et paroissent enfin ». Il suffit donc de donner à la femme une situation convenable, et en même-tems d'agir soi-même de manière à remplir l'indication (§. 680.).

735. Par conséquent, il est clair que la chaise à accouchement, dont le dossier est immobile, est moins avantageuse, parce qu'elle oblige de tenir d'une manière vicieuse le cordon sous l'arc du pubis, ce que les accoucheuses ont coutume de faire, quand toutefois elles n'opéreroient pas d'une manière opposée, en faisant la poulie plus en bas sur le périnée, et en tâchant ainsi de changer en obtus l'angle aigu que forment ces parties.

736. Comme d'après ce qui a été dit (§. 643.), une bonne position (§. 734.) contribue à en donner une favorable à la matrice elle-même, on voit par-là de quelle utilité seroit une chaise-lit dont on abaisseroit au quatrième degré la dossière sur la fin de l'accouchement.

737. Outre l'avantage de la position horizontale que procure cette chaise, dans le cas où il survient des éva-

nouissemens dangereux après l'accouchement, ou quelques difficultés dans l'extraction du placenta, l'expérience nous apprend que, dans ce dernier cas, (avant l'arrivée de l'accoucheur), les sages-femmes ont déjà éprouvé les plus grandes difficultés seulement à porter la femme, de leurs chaises à accoucher qui ne se plient point, dans un lit, pour leur donner une position plus basse. Les avantages d'une chaise à accouchement bien faite, sont donc d'autant plus grands et plus variés, qu'elle peut servir de lit de repos immédiatement après l'accouchement.

738. Il ne faut cependant pas mépriser les autres secours que l'on a coutume de donner dans ces sortes de cas, comme de frotter l'abdomen, de faire tousser la femme; mais il ne faut point, comme on l'a conseillé, provoquer l'éternuement, parce qu'il pourroit avoir les suites les plus funestes. Au reste, ce qui contribue davantage à avancer la sortie du placenta, c'est l'action des muscles de l'abdomen et du diaphragme.

739. Une perte de sang assez légère succède ordinairement à la sortie du placenta; quelquefois sa quantité donne lieu à des inquiétudes, et l'accoucheur le plus prudent et qui a le mieux observé les règles de l'art, n'est pas toujours en état d'arrêter cette hémorragie, qui devient souvent funeste; car si dans ce cas la mère perd avec le pouls la chaleur naturelle, si sa vue se trouble, si elle devient sourde, si elle éprouve des défaillances accompagnées de sueurs froides et de convulsions, la vie est alors dans le plus grand danger, et il est de la dernière importance de savoir prendre une prompte détermination. Cependant, on peut souvent, par des moyens décisifs et efficaces, éloigner le danger, et c'est ici que l'art peut être du plus grand secours.

740. Le conseil que quelques auteurs donnent de racler aussitôt et indistinctement le placenta, est contre les règles de la nature, et peut être souvent funeste; d'ailleurs cette opération est rarement utile : on doit encore moins per-

mettre aux sages-femmes de la pratiquer, à moins qu'elles ne soient très-instruites; comme, par d'autres motifs, il ne doit pas leur être permis de fouiller trop dans ces parties.

741. Nous parlerons plus au long de ces cas particuliers dans lesquels le placenta reste dans la matrice, dans le seconde Partie de cet ouvrage.

CHAPITRE XII.

De l'Accouchement naturel de Jumeaux, et des secours qu'il réclame.

742. L'ACCOUCHEMENT de jumeaux est de trois espèces; ou entièrement naturel, ou entièrement contre nature, ou mixte.

743. Les signes les plus certains de l'accouchement de jumeaux ont lieu immédiatement après la sortie du premier enfant, et sont en partie extérieurs et en partie intérieurs.

744. Dans l'accouchement de jumeaux entièrement naturel, la nature suit la même marche et emploie les mêmes forces que dans l'accouchement simple naturel, avec cette seule différence que, dans ce cas, elle réitère la même opération.

745. Mais la nature ne suit pas la même marche à l'égard du placenta, car elle emploie entièrement le même procédé que dans l'accouchement simple naturel.

746. L'accoucheur doit en tout suivre les indications que présente la nature, et donner à chacun des fœtus la même assistance qu'il auroit donné à un seul dans un accouchement simple.

747. Et pour l'extraction du placenta, l'accoucheur doit se régler exactement comme dans l'accouchement

simple naturel, en prenant garde de donner lieu à sa séparation ou à son extraction avant que le second fœtus soit sorti ; et par précaution, ou plutôt par simple indication (§. 701.), il liera la partie maternelle du cordon du premier né pour opérer ensuite sur les deux ensemble de la même manière qu'il auroit fait sur un seul.

748. On doit également suivre les mêmes règles lorsqu'il y a un plus grand nombre de fœtus.

749. Au reste, c'est une chose remarquable, quoique très-facile d'ailleurs à expliquer, que, dans le cas de jumeaux, les membranes des secondines ne se renversent point, ou du moins ne se renversent pas aussi complètement, et ne sortent pas les dernières, comme cela a coutume d'arriver dans l'accouchement simple (§. 729.).

750. Les membranes ne se renversent pas, lorsque celle qui sépare les jumeaux est restée entière, et que chacun d'eux a rompu son propre sac (§. 380.) : elles se renversent imparfaitement lorsque l'un des jumeaux seulement a rompu son propre sac, et que l'autre rompt la séparation commune (§. 381.), et sort par le passage que le premier s'est fait.

751. Il est naturel que ces phénomènes aient leurs causes et leurs effets.

752. L'accouchement de jumeaux, entièrement contre-nature ou mixte, sera traité dans la seconde Partie, qui comprend les cas contre-nature et difficiles.

FIN DE LA PREMIÈRE PARTIE.

Fig. 1.
a
b
Fig. 2
a a
c
d d
b b
e
Fig. 3
b c d
a a
Fig. 4.
b d
a c
e
Fig. 8.
Fig. 5.
b
d a a
b
Fig.
a a
Fig. 6
c

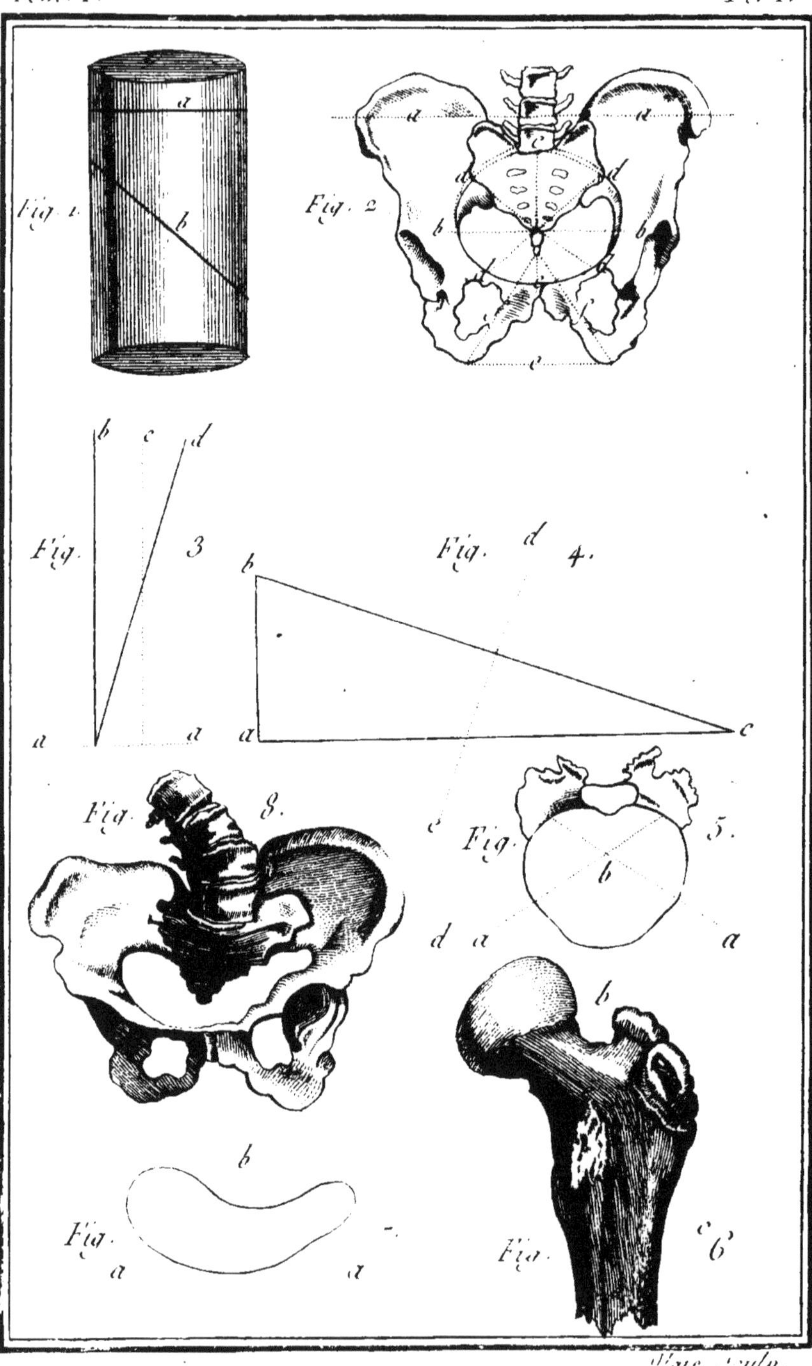

Sculp.

COURTE EXPLICATION

DES FIGURES

Pour faciliter l'intelligence de la marche de la nature dans la Grossesse et dans l'Accouchement.

EXPLICATION DE LA Ire. TABLE.

La première table donne la connoissance du bassin, bien ou mal conformé, et de ses propriétés.

FIGURE I.

Cylindre cave coupé en *a* horizontalement, et en *b* obliquement. La différence remarquable entre ces deux sections, fait voir combien l'ouverture supérieure acquière d'espace, par le moyen du grand plan incliné antérieur imaginaire. (§. 37.)

FIG. 2.

Bassin bien conformé, dans lequel on voit les principaux diamètres : *a a* diamètre du grand bassin, ou bassin supérieur (§. 40.); *b b* grand diamètre du détroit supérieur du petit bassin ; *c c* le petit diamètre ; *d d* les diamètres obliques de Deventer. (§. §. 41, 42.)

On observe principalement les diamètres suivans au détroit inférieur du petit bassin : *e* le grand diamètre; *f f* les deux diamètres obliques (§. §. 43 et 44.)

On n'a pas pu bien représenter le petit diamètre qui se prend de la pointe du coxis à l'arc du pubis.

FIG. 3.

Parallèle de l'axe du corps avec l'axe du bassin : *a a* l'horizon ; *b* l'axe du corps ; *c* l'axe apparent du bassin ; *d* le véritable axe du bassin qui traverse à angle aigu l'axe du corps. (§. §. 56, 57.)

FIG. 4.

Plan oblique du détroit supérieur du bassin, conjointement avec son axe : *a c* l'horizon qui sert de base au triangle rectiligne ; *a b* la cathète ; *b c* l'hypoténuse ou le plan oblique du détroit supérieur du bassin ; *d e* l'axe du bassin qui tombe comme une perpendicule sur le point de division du plan oblique, et s'écarte *e* de l'horizon. (§. §. 58, 66, 67, 68.)

FIG. 5.

Cette figure représente le détroit supérieur d'un bassin bien conformé : *a a* les axes des têtes des fémurs prolongés à travers les cavités cotiloïdes qui s'entrecroisent *b* dans l'espace vide du bassin devant l'éminence du sacrum sous l'angle qui lui convient dans l'état naturel. (§. §. 82, 86.)

FIG. 6.

La partie supérieure d'un fémur : *a b* l'axe du corps du fémur ; *c d* l'axe de la tête du fémur ; *e* l'angle obtus formé par ces deux axes. (§. 85.)

FIG. 7.

Détroit supérieur d'un bassin mal conformé : *a a* les axes des têtes des fémurs prolongés à travers la cavité cotiloïde qui s'entrecroisent *b* hors de l'espace vide du bassin, et derrière l'éminence du sacrum. (§. 87.)

FIG. 8.

Bassin écrasé, bossu, oblique, et dont une anche est plus élevée que l'autre. (§. 101.)

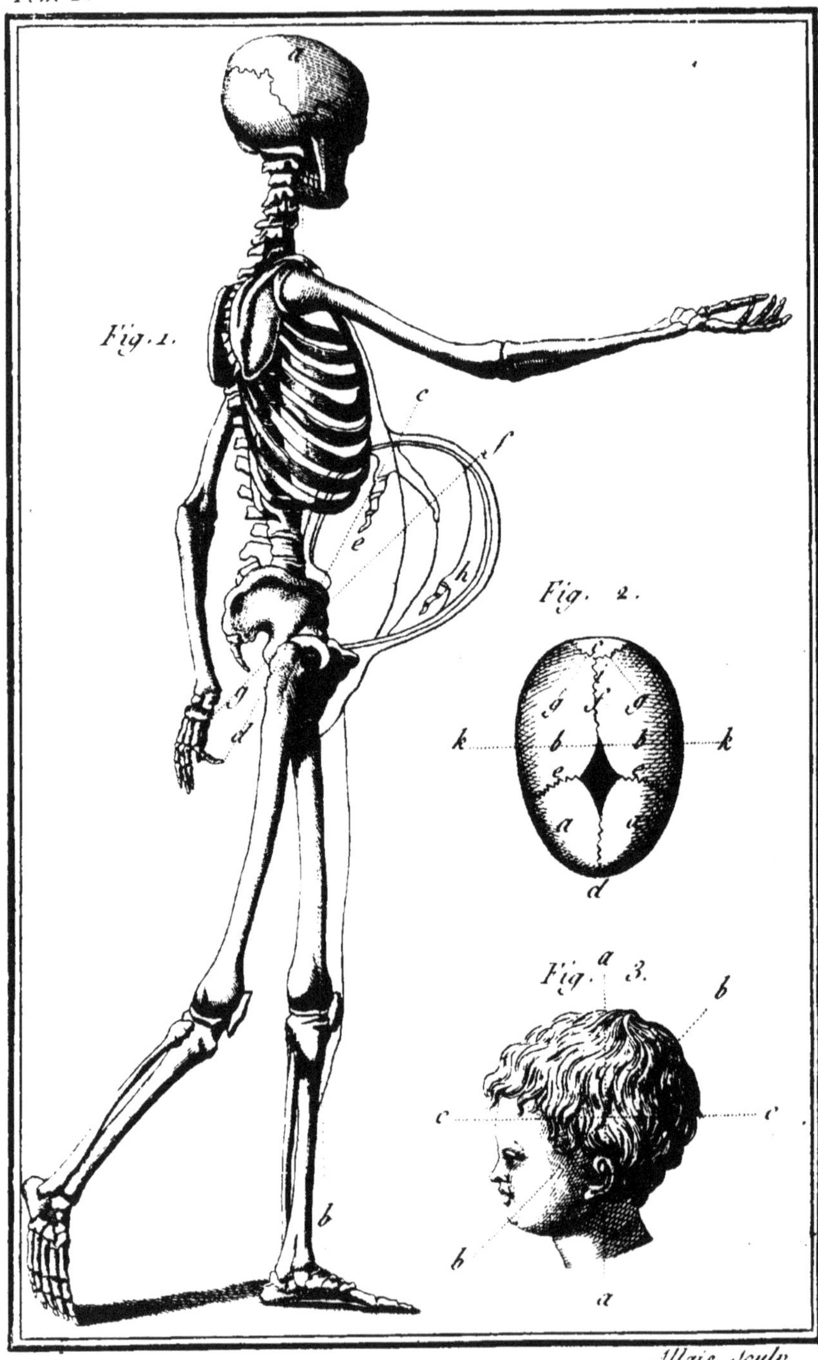

Allais sculp.

EXPLICATION DE LA IIme. TABLE.

La seconde table représente un squelette de femme bien conformé; et en profil, une matrice dans divers tems de la grossesse. On y a tracé le profil d'une tête de fœtus et un crâne nu.

FIG. 1.

On voit la ligne centrale du corps *a b* (§. 56.) : la ligne centrale du bassin, de la matrice dans l'état de grossesse, et du fœtus dans la même ligne *c d*; et comme la même ligne prolongée en bas, passe en avant et près du coxis (§. 75.), quand le placenta *e* a, comme c'est l'ordinaire, son siége naturel au fond de la matrice, la femme étant couchée sur le dos; et comme alors la ligne centrale de la matrice, dans l'état de grossesse, forme la diagonale du parallélogramme imaginaire que décrivent les muscles abdominaux et le diaphragme (§. 74.), par conséquent la ligne centrale du bassin, de la matrice et du fœtus, se confondent presque entre elles (§. 80.) On voit encore en même tems combien la ligne centrale de la matrice *f g* s'écarte de l'axe du bassin *c d*, en se portant en avant conjointement avec l'axe du fœtus, toutes les fois que le placenta *h* a un siége contre-nature, comme, par exemple, hors du fond, aux parois antérieures de la matrice, principalement si la femme est debout (§. 370.)

FIG. 2.

La voûte osseuse du crâne (§. 452.) dans laquelle on voit, outre les os, c'est-à-dire, le frontal *a a*, les pariétaux *b b* et l'occipital *c*, les sutures, telles que la frontale *d*, la coronale *e e*, la sagitale *f*, l'occipitale *g g*, mais encore les interstices membraneux ou les fontanelles, telles que l'antérieure ou la grande *h*, et la postérieure ou petite *i* (§. 452, 453.); on remarque en même tems le petit diamètre de la tête (§. 459.)

FIG. 3.

Profil d'une tête de fœtus, où l'on voit les deux axes, c'est-à-dire, le perpendiculaire *a a*, et le longitudinal *b b* (§. §. 455, 456, 458.) avec le grand diamètre de la tête *c c*. (§. 457.)

EXPLICATION DE LA IIIme. TABLE.

La troisième table sert à donner la connoissance de la structure d'une matrice dans l'état naturel. Elle explique la doctrine de l'œuf et du fœtus qui y est contenu, ainsi que quelques phénomenes des parties de l'œuf dans le tems de la grossesse.

FIG. 1.

Dessin ou forme extérieure d'une matrice dans l'état naturel. (§. 114.)

FIG. 2.

La forme interne d'une matrice dans l'état ordinaire, coupée verticalement en long. On y voit en particulier sa cavité *a* qui ressemble à un triangle curviligne, ses principales parois *b c d*, ses segmens *e f g h*, et son axe *i k*. (§. §. 115, 116, 117, 118, 119.)

FIG. 3.

Le segment inférieur à part, c'est-à-dire, le col de la matrice dans l'état naturel, ou plutôt son canal seulement. On y voit son diamètre particulier *a b* qui le divise en deux cônes. En outre le cône inférieur du segment inférieur *c*, qui pend en partie dans le vagin *d*; l'orifice externe ou inférieur de la matrice *e*, et l'interne ou supérieur *f*. (§. §. 121, 122.)

FIG. 4, 5, 6, 7.

Sections du cordon ombilical pour démontrer comment Noortvyk y trouve les séparations. (§. 400.)

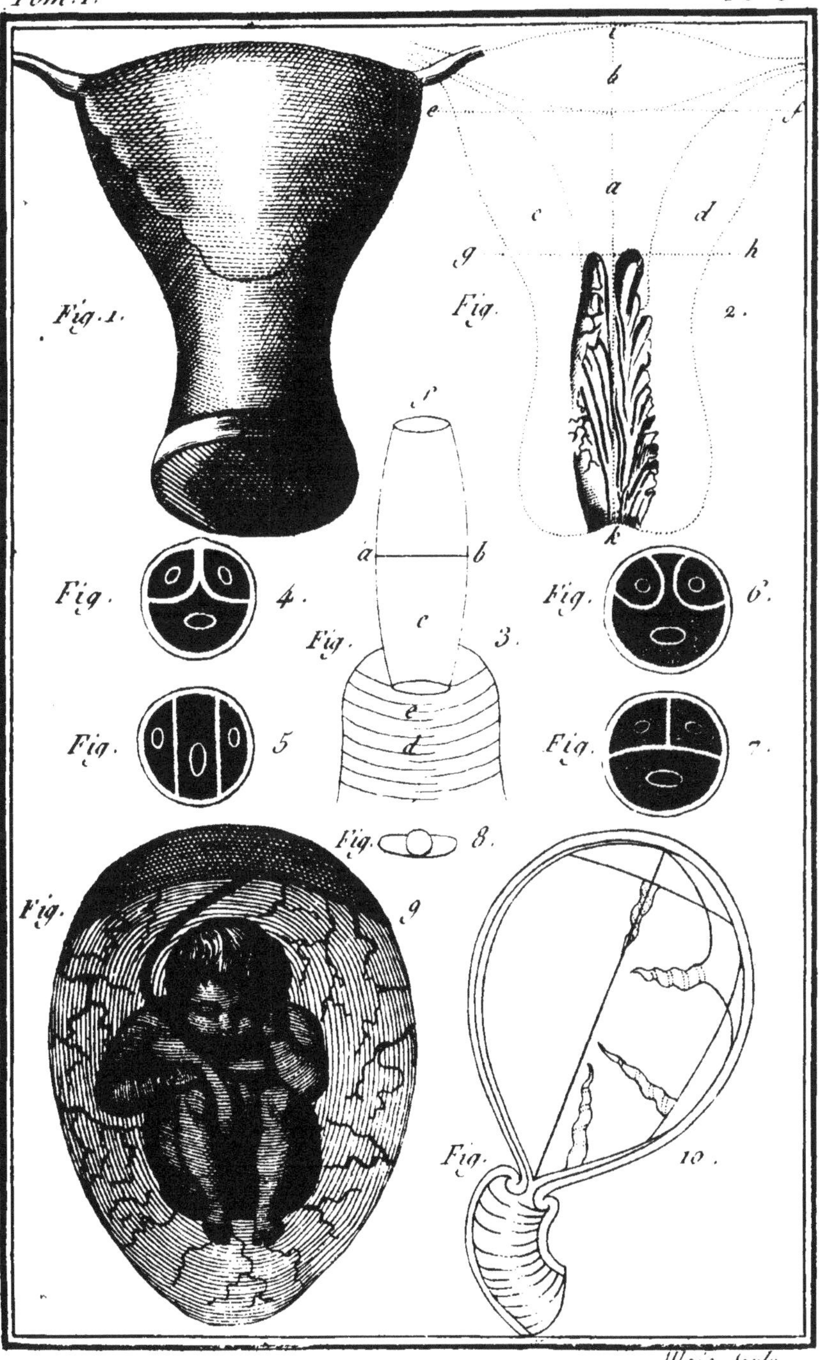

Allais Sculp.

Allais Sculp.

FIG. 8.

Cette figure rend manifeste la transformation de la fente transversale de la matrice en une forme ronde dans le tems de la grossesse. (§. 178.)

FIG. 9.

L'œuf humain à travers lequel paroît le fœtus dans sa véritable position originaire. (§. §. 280, 438.)

FIG. 10.

La matrice dans l'état de grossesse avec une portion du vagin : on y voit les différens points d'insertion du placenta, ainsi que les phénomènes qui en résultent relativement à l'insertion du cordon. (§. §. 109, 110, 361, 362.)

EXPLICATION DE LA IVme. TABLE.

La table quatrième représente une matrice dans l'état naturel, coupée en long, de manière qu'elle présente la disposition interne de sa face supérieure. Ainsi on voit, en suivant les chiffres 1, 2, 3 etc. sa dilatation graduée et son élévation pendant la grossesse. On voit *a* le plus petit espace de la cavité de la matrice dans l'état naturel; et comme dans le premier mois de la grossesse, elle a non-seulement changé de forme, mais elle est devenue beaucoup plus grosse, et elle continue ensuite d'augmenter de volume pendant tous les mois de la grossesse. On voit également comment dans les trois premiers mois de la grossesse, les parois de la matrice, et principalement le fond, se gonflent et grossissent, tandis que, dans les mois suivans, le reste des parois, ainsi que le fond, cèdent à la plus grande distension, et s'amincissent, et comme le col de la matrice disparoît peu à peu et se perd dans la dilatation; enfin, on voit encore entre les lignes pointillées *b b*, les segmens d'arc que le placenta, croissant peu à peu, imprime au fond de la matrice, ainsi que les changemens qui surviennent à son volume et à sa forme, relativement à l'époque de la grossesse. (§. §. 242, 248, 256, 257, 258, 260, 261, 263, 265.)

EXPLICATION DE LA Vme. TABLE.

Outre les changemens qu'éprouve la matrice dans l'état de grossesse, changemens indiqués dans la Table précédente, et dont on voit les traces dans le milieu de la matrice, mais plus distinctement vers sa quatrième partie, on observe en particulier non-seulement les degrés indiqués ci-dessus par le moyen des lignes obliques, selon lesquelles la matrice se porte toujours plus en avant à chaque mois de grossesse (§. §. 252, 253.); mais encore on remarque les changemens successifs qui arrivent pendant la grossesse aux ligamens ronds, et qui rendent manifeste ce qui a été dit à l'égard de la dilatation uniforme des parties de la matrice dans l'état de grossesse (§. §. 256, 257, 258, 260.) On voit enfin comment il faut que le col contribue peu à peu à la dilatation de toute la matrice, quand elle commence à prendre par degrés une forme ronde, et comment, en un mot, l'orifice de la matrice se distend tellement, qu'il paroît déjà un peu ouvert. (§. §. 260, 261, 262, 264, 266, 267, 271, 272, 274.)

EXPLICATION DE LA VIme. TABLE.

La table sixième sert à expliquer les fonctions de la matrice dans l'accouchement naturel, et à démontrer les changemens qui surviennent aux parties de l'œuf et à celles du fœtus, mais principalement à la tête dans l'accouchement naturel.

FIG. 1.

Cette figure représente une matrice avec sa circonférence externe *a* dans le dernier mois de la grossesse. On voit *b* le changement

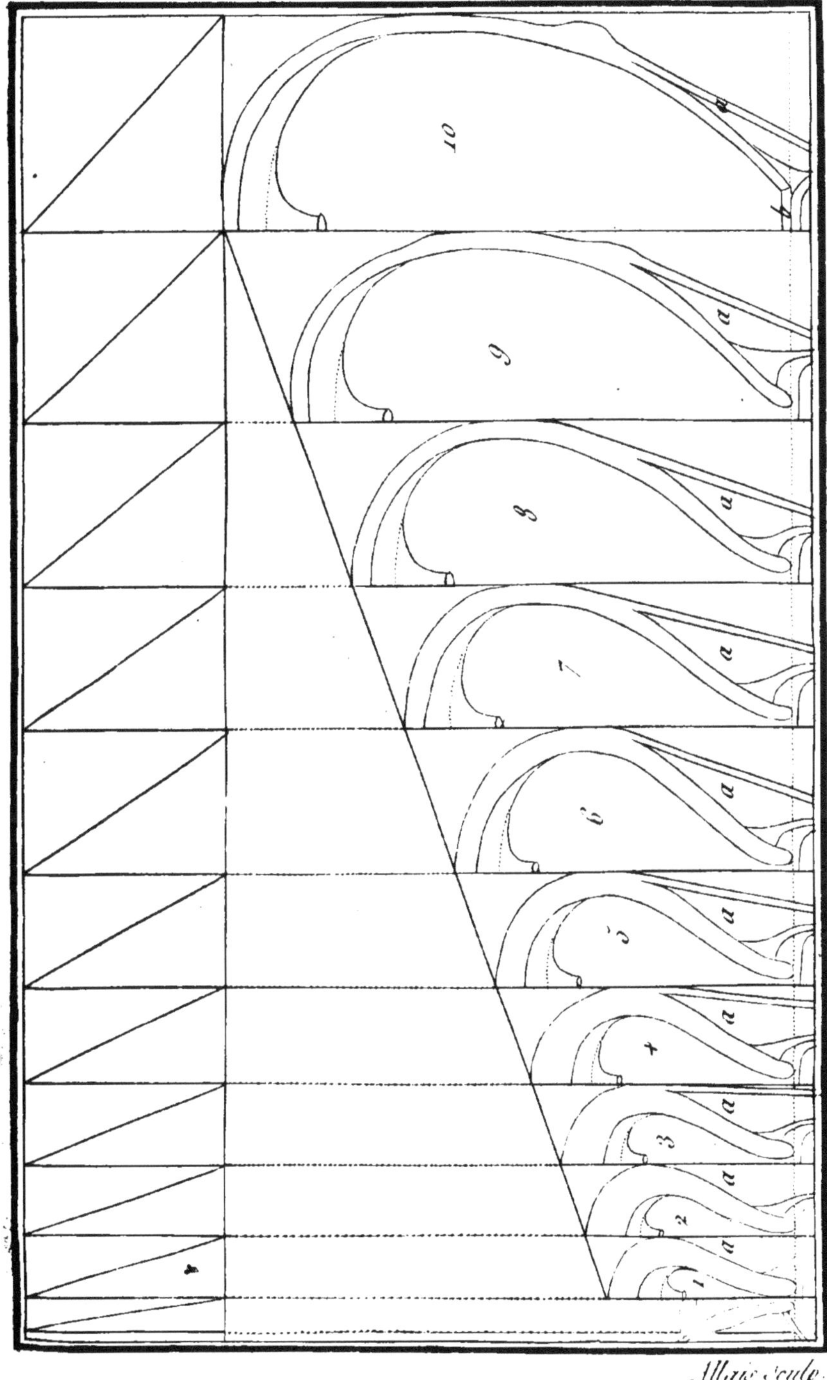

Allais sculp.

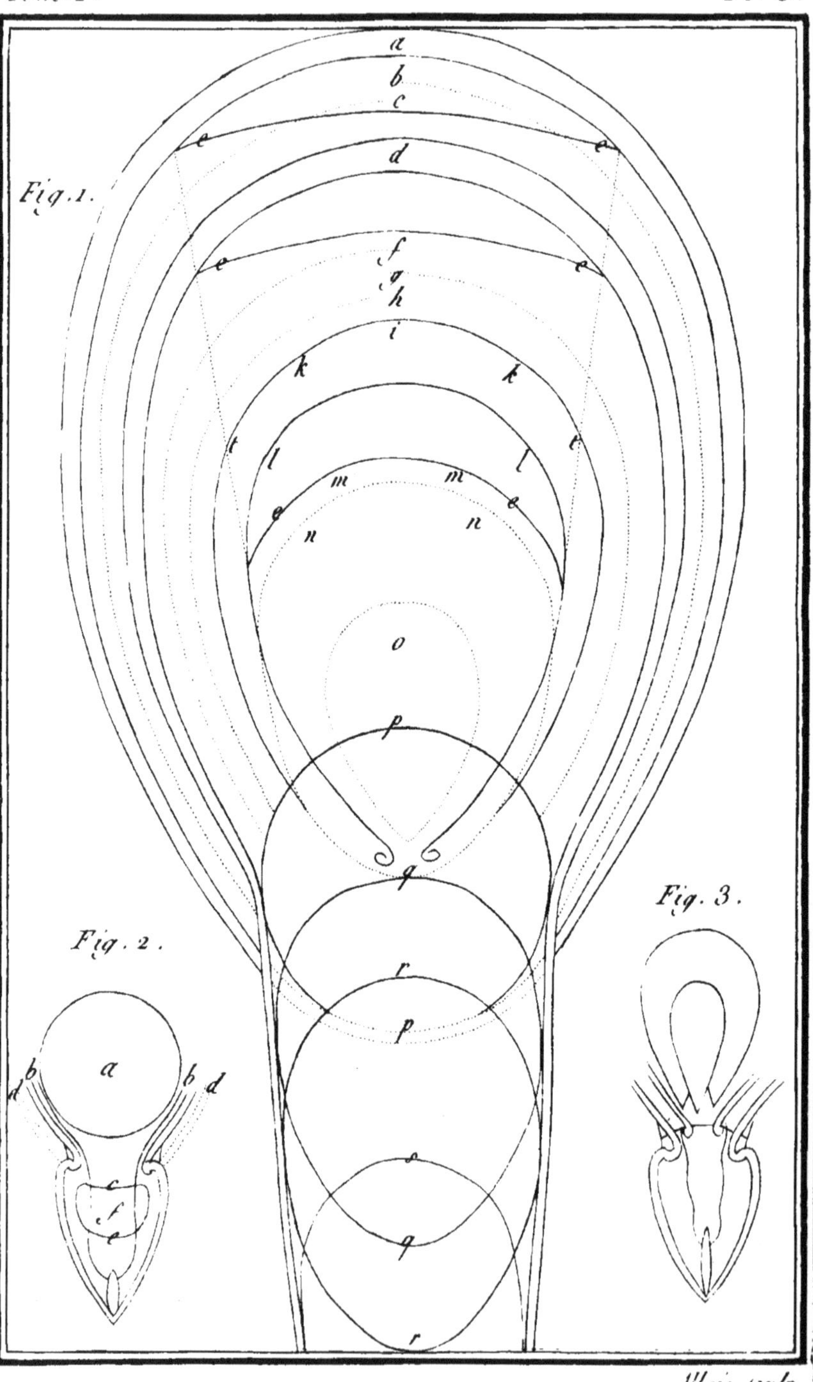

Allais sculp.

changement qu'éprouve la cavité de la matrice quand ses parties, et principalement son fond, par le moyen de ses contractions qui commencent, essaient souvent en vain, au premier tems de l'accouchement, par les douleurs présageantes, d'ouvrir davantage l'orifice par le moyen de la partie inférieure du sac de l'œuf et de l'eau qui s'y trouve au-devant de la tête du fœtus (§. §. 555, 556, 557, 589, 595, 597.) Tandis que aussitôt que la douleur ou la contraction de la matrice cède, ou est déjà passée, la cavité de la matrice se porte de *b* à *a*, c'est-à-dire, qu'elle reprend son premier état, et s'y fixe, après plusieurs épreuves, pour quelque tems, dans les premières tentatives pour avancer le commencement de l'accouchement, en se contractant plus fortement, jusqu'à ce qu'elle reste au point *b*; alors les eaux sont déjà en grande partie formées (§. §. 581, 586, 590, 598, 560.) Quand ensuite la cavité de la matrice, déjà en partie resserrée, essaie, par une ultérieure contraction de ses parties, de se resserrer encore davantage, et de passer de *b* à *c*, les eaux se disposent non-seulement mieux, mais encore lorsque la matrice est à *c*, elles sont déjà prêtes à éclater, et ne perdent plus le degré de tension qu'elles ont acquises; et lorsque ces eaux s'échappent et sortent, la matrice passe de *c* à *d*. On voit alors non-seulement la différence remarquable de la cavité rétrécie de la matrice et de la substance plus épaisse de ses parois, principalement dans le fond, mais encore les changemens que les faces du placenta ont souffertes *e e* relativement à leur forme (§. §. 586, 591, 604, 716.) Après un moment de repos, la matrice arrivée au troisième tems de l'accouchement, est en état de se contracter avec plus de force et d'effet; et tandis qu'elle parvient à *f*, la tête entre au couronnement; près de *g* elle est au passage; et enfin lorsque la matrice se contracte jusqu'à *h*, la tête est à la sortie et le fœtus paroît dehors. Alors la matrice occupe aussitôt l'espace *i*, et l'on voit la densité et l'épaisseur qu'ont acquis ses parois *k k*, et l'altération qu'a subi le placenta dans sa forme *e e*, comme aussi le point auquel la cavité de la matrice est réduite *m m* (§. 716.) Enfin, lorsque le placenta est sorti *l l*, la matrice vide prend la forme du petit œuf pointillé. On voit alors la grande épaisseur de ses paroís *n n*, et l'espace rétréci de sa cavité qui reste encore *o*. La tête du fœtus *p p.* éprouve dans ce moment de l'accouchement les changemens suivans : les eaux écoulées, la matrice se contracte jusqu'à *d*, et se trouve *p p* dans le capuchon du segment inférieur dans la région de l'ouverture moyenne du bassin (§. 604.) Si la matrice se contracte jusqu'à *f*, la tête s'avance en bas vers *q q* au couronnement (§. 618.) La matrice étant à *g*, la tête se trouve au passage *r* (§. 520.) ; et quand la matrice est à *h*, la tête est à la sortie *s* (§. 623.), et prend ensuite dans son passage à travers les parties, une forme allongée ou ovale *q q*, *r r*, *s*. (§. §. 618, 620, 623.)

FIG. 2.

Cette figure fait apercevoir quelques phénomènes dans le segment inférieur de la matrice, dans les membranes et dans la tête du fœtus, dans le second tems de l'accouchement. *a* la tête du fœtus dans le segment inférieur *b b*, pendant les douleurs et lorsque les eaux se présentent *c* ; *d d* le même segment inférieur de la matrice, et la tête *c* dans l'intervalle des douleurs. Ces dessins indiquent ce qui a été dit (§. §. 423, 586, 590, 595, 598, 600, 606.) ; *e* les eaux bien formées et prêtes à s'échapper (§. §. 602, 608.) ; *f* les eaux mal formées et prêtes à s'échapper. (§. §. 423, 608.)

FIG. 3.

Elle indique les changemens qui arrivent au segment inférieur, et particulièrement à l'orifice de la matrice, après qu'elle s'est vidée entièrement, ainsi que ceux qui arrivent au vagin, d'après ce qui a été dit (§. 555.)

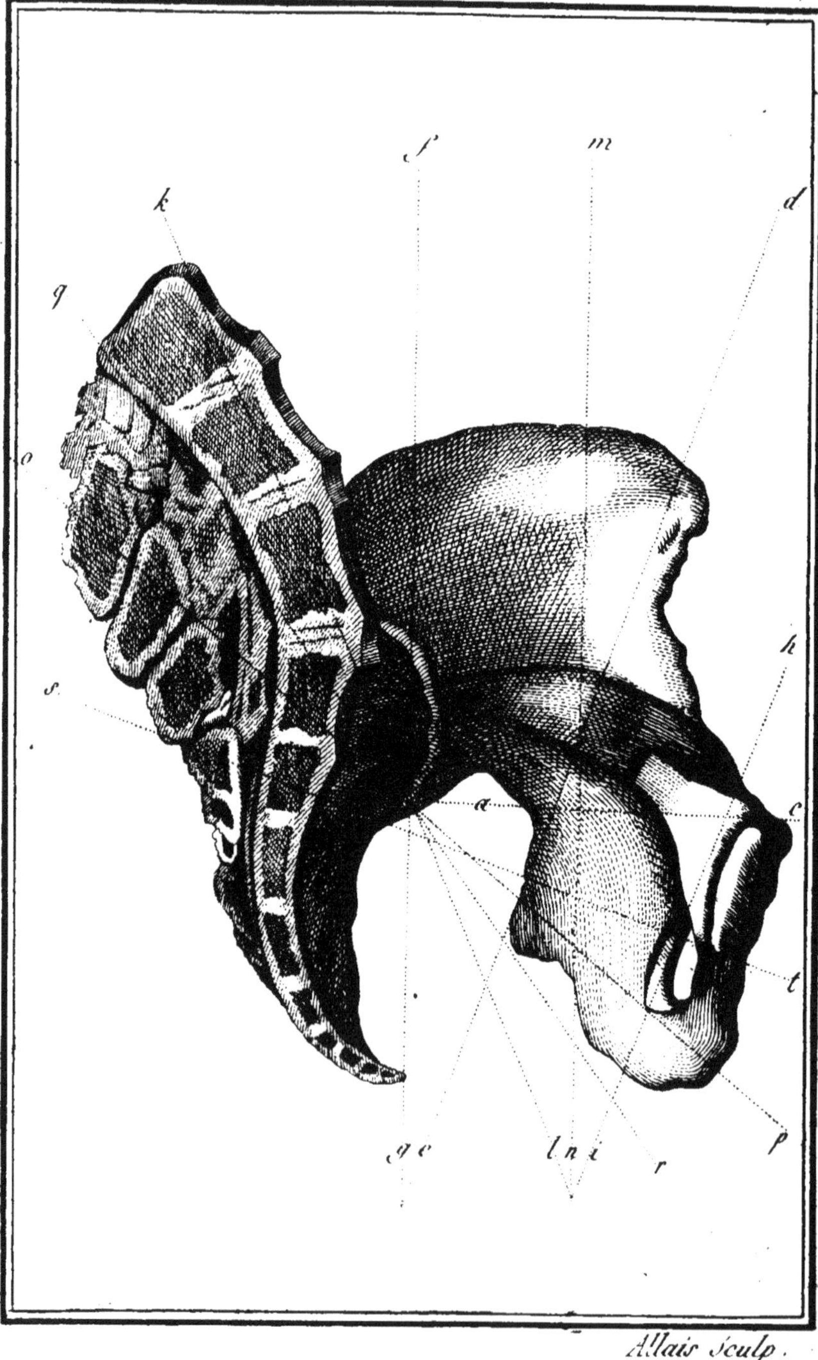

Allais Sculp.

EXPLICATION DE LA VIIme. TABLE.

La table septième représente les trois derniers vertèbres lombaires, l'os sacrum, le coxis et les os innominés d'un côté. Les os innominés de l'autre côté ont été enlevés avec précaution pour laisser mieux apercevoir la cavité du bassin, et les lignes qui le traversent. Cette table sert sur-tout à faire connoître, d'après la différence des tems, la situation la plus commode et la plus favorable à l'accouchement naturel : *a b c* le grand plan incliné antérieur du détroit supérieur du petit bassin; *d e* l'axe du bassin, de la matrice et du fœtus ; *f g* l'axe ou ligne centrale du corps de la femme. Le premier passe près du coxis à travers le sphincter de l'anus, principalement quand la femme est debout ou assise. (§. 75.) Cette situation ou position de la femme est très-convenable et avantageuse dans le premier, le second, et même dans partie du troisième tems de l'accouchement, c'est-à-dire, jusqu'à ce que la tête continue de s'abaisser en suivant la direction de cette ligne, dans la cavité du bassin (§. §. 637, 639,) : mais comme la matrice a de la propension à changer sa direction en cette position, et à s'approcher toujours plus obliquement en avant de la ligne *h j*, on doit par-là même, quoique la tête soit descendue plus bas dans le vagin, avoir soin de la diriger en avant (§. 640.), et à cet effet, on place la femme dans une position plus basse en arrière, par exemple, dans la direction de la ligne *k l* avec laquelle tombe en arrière le fond de la matrice, au lieu que l'orifice se porte plus en avant, et ainsi l'axe en change encore, de manière que la portion de ligne *d* se porte à *m* ; et en se mouvant de *d* à *m*, elle se meut aussi de *e* à *n* (§. 64[illegible].) Ensuite si on place la femme de manière que la partie supérieure du tronc soit encore plus basse en arrière dans la direction de la ligne *o p*, alors *k* se porte à *q*, et *l* à *r*. Enfin, en plaçant la femme de manière qu'elle ait le dos très-abaissé, et dans une direction presque horizontale, selon la direction de la ligne *s t*, *q* se porte à *o*; ce qui fait que *r* se meut vers *p*: par conséquent, la tête, dans son passage, est portée toujours plus en avant pour sortir des parties de la mère, et par-là on pourvoit à la conservation de celles qui coopèrent à l'acte même de l'accouchement. (§. §. 641, 642, 643.)

EXPLICATION DE LA VIIIme. TABLE.

Outre les mêmes os du bassin, le grand plan incliné antérieur du détroit supérieur du petit bassin *a b c*, et son axe naturel, cette table représente la déviation de l'axe de la matrice de celui du bassin, lorsque la matrice ne contient plus que le placenta, et les intestins se portent tant derrière la matrice que sur son fond. (§. 713.) Si le placenta *l* est attaché au fond de la matrice, celle-ci ne se porte que peu en avant, c'est-à-dire, de *d* à *e*. Ensuite si le placenta *m* a son insertion à la paroi antérieure du corps de la matrice, elle se tourne beaucoup plus bas, c'est-à-dire, de *d* à *f*, ou au moins de *e* à *f*. (§. 370 *et suiv.*) Par-là, les lignes centrales de la matrice *d e f*, différentes selon les circonstances que nous avons rapportées, forment avec la ligne centrale du vagin *g* un angle plus ou moins obtus, d'où provient en grande partie la difficulté que l'on éprouve à extraire le placenta (§. 713, 732.) On donne alors à la femme une des positions basses indiquées dans la table précédente, quoique la matrice se jette encore en-dehors en changeant son axe de *f* en *e*, ou de *e* en *d*, ou même jusqu'à ce que le corps, plus bas encore, soit de *d* à *i*. Ainsi l'angle que forme l'axe de la matrice avec celui du vagin devient toujours plus obtus, et c'est de là que dépend en grande partie la facilité que donne ce léger travail pour expulser les secondines (§. 734.) Si on laisse la personne dans la position convenable au quatrième tems de l'accouchement, on aura peu à

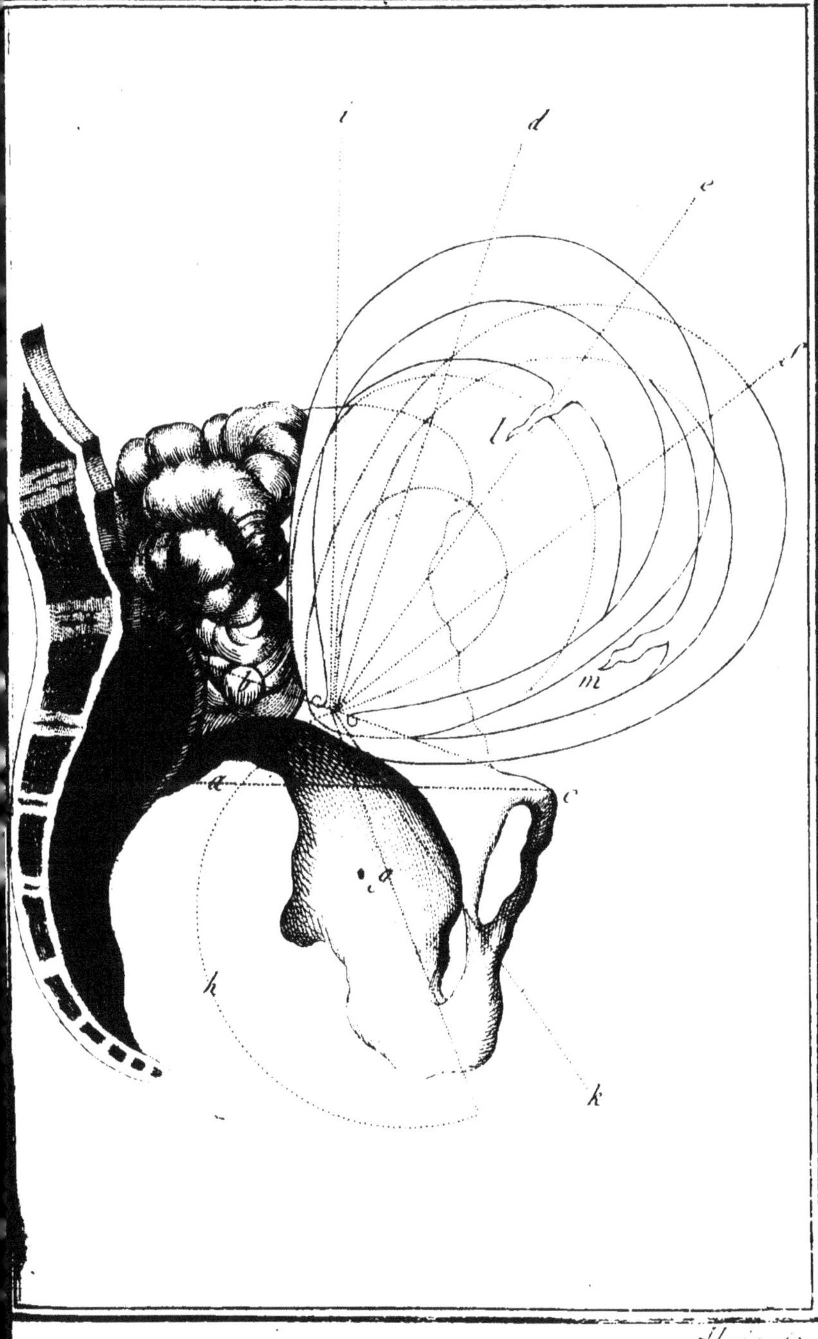

Allais sc.

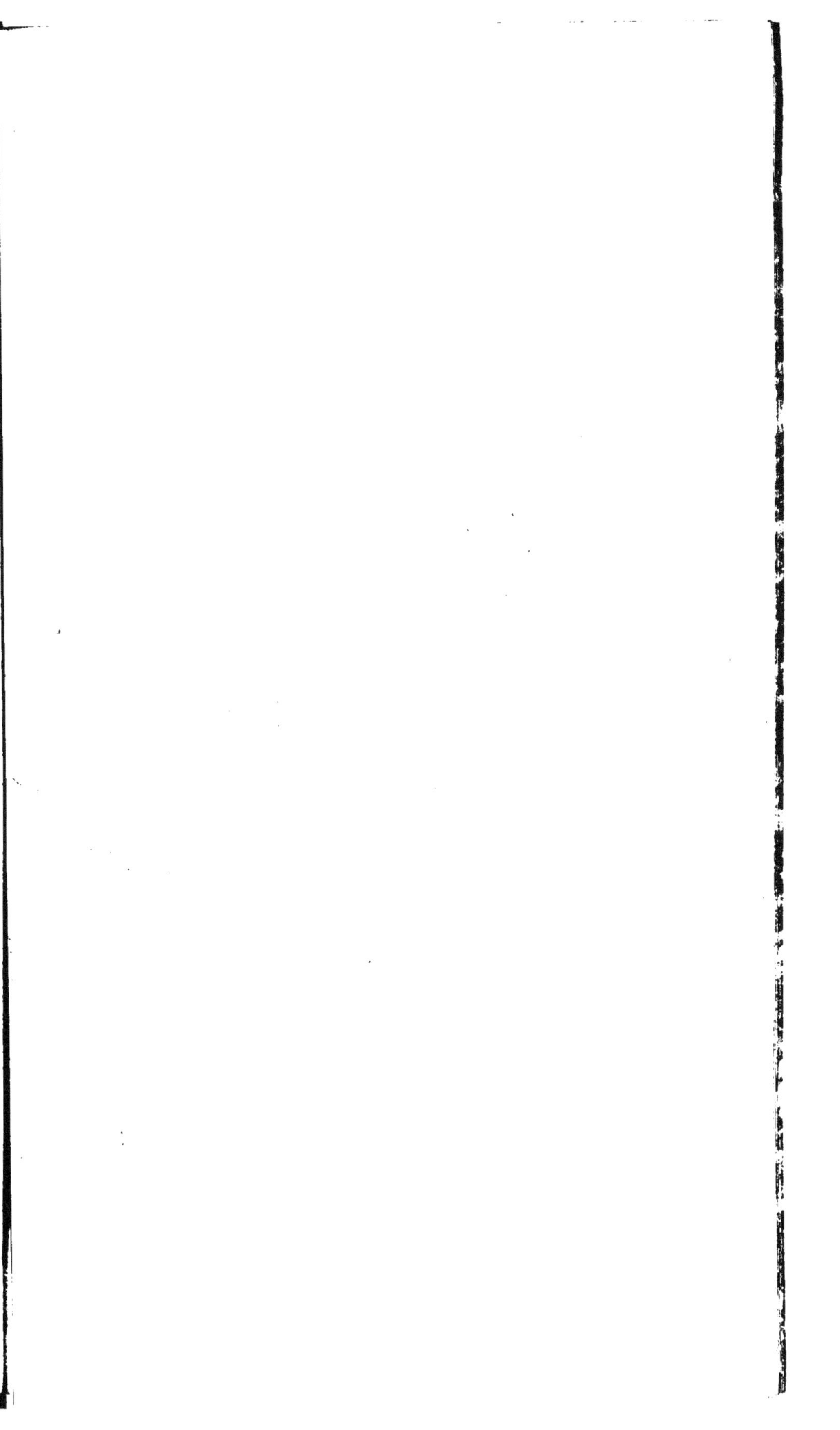

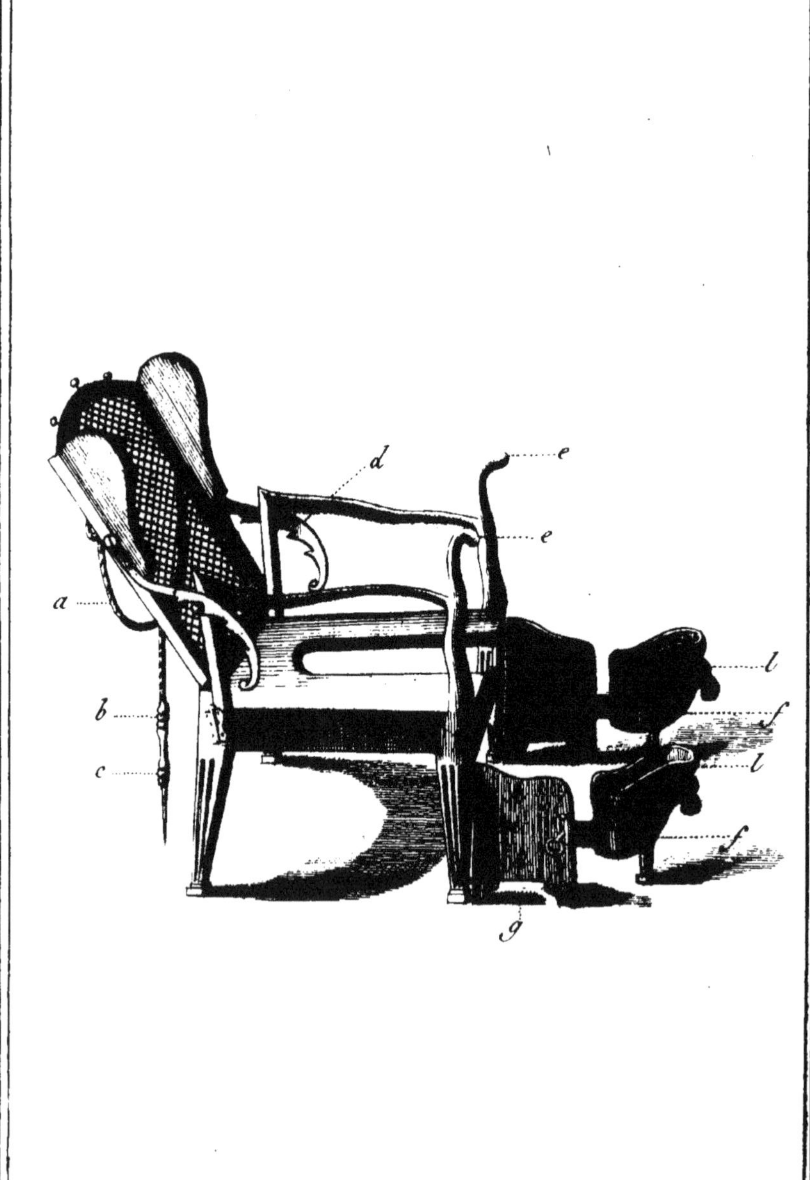

Allais Sculp.

craindre que la matrice se porte trop en-devant, et la sortie artificielle du placenta ne sera pas difficile, s'il ne s'y présente aucun autre obstacle. Mais si on laisse la femme assise perpendiculairement dans la chaise à accouchement, et si on tire le cordon dans la direction de la ligne *k*, il est aisé de comprendre que l'extraction du placenta devra être d'autant plus difficile (§. 734.), que cet angle sera plus aigu.

EXPLICATION DE LA IXme. TABLE.

Cette figure représente la chaise à accouchement (§. 645.), dont les parties sont unies par le moyen de charnières et de crochets, de manière à pouvoir se démonter entièrement, et avec les matelas dont on la garnit : on peut réunir toutes ces pièces dans une caisse de médiocre volume, pour en faciliter le transport d'un endroit à un autre, ou la prendre avec soi en voyage.

La chaise est vue transversalement, parce qu'on ne pouvoit plus aisément en démontrer toutes les parties essentielles : le dossier est abaissé au second degré, comme il doit l'être au second tems de l'accouchement (§. §. 585, 596.), lorsque les eaux sont disposées et prêtes à s'échapper (§. §. 598, 599, 602, 603.), et que la femme doit désormais garder une position stable (§. §. 638, 639, 654.), d'après la théorie de l'accouchement naturel (§. §. *précéd.*) Les pièces les plus essentielles à remarquer sont *a* la barre de fer pour soutenir le dossier au troisième et au quatrième degré de son inclinaison, ou, ce qui est la même chose, dans le troisième (§. 614 *et suiv.*) et quatrième tems de l'accouchement (§. 126 *et suiv.*) Pour pouvoir raccourcir au besoin la barre, elle est brisée aux endroits *b* et *c*, et se termine par une vis à laquelle on peut adapter une enveloppe pour la fermer tant que le dossier, dans sa première ou sa seconde inclinaison, n'a pas besoin de soutien; en outre, on remarque sur les côtés le fer *d* armé de quatre crans pour les quatre degrés d'inclinaison. Outre la table encavée sur laquelle on s'asseoie, il y a encore des bras surmontés d'une pomme recourbée *e e*, qui sont d'autant plus remarquables qu'elles indiquent à la femme qu'elle doit plutôt les tirer à elle, que les en éloigner (§. §. 646, 658.) Ces bras, ainsi que les marche-pieds *f f* sont construits de manière à former un plan incliné contre lequel on appuie les pieds, et la femme ne peut être assise ou couchée sur la chaise, sans que ses jambes pliées ne forment un angle aigu avec les cuisses ; ce qui fait qu'avec la moindre dépense possible de forces, elle est en état de mouvoir et pousser un poids extraordinaire (§. §. 646, 688, 659, 660, 661.) Les marche-pieds sont ajustés avec les pieds de la chaise *g g*, de manière qu'en glissant dans une triple queue d'hirondelle *h i k*, où ils sont retenus et fixés par le moyen d'une pointe, les premiers peuvent être élevés et allongés à volonté, de même que dans le plus grand abaissement du dossier, les pommes des bras peuvent être raccourcies pour mettre des draps par-dessus ; et quand, dans le plus grand abaissement du dossier, il faut élever davantage les marche-pieds, il suffit de placer quelque chose dans leur fond *l l*, avec quoi on puisse les soulever à telle hauteur qu'il soit possible, dans tous les cas, de se passer de l'anti-chaise, que l'on peut voir dans la Table suivante, s'il n'étoit quelquefois plus avantageux de s'en servir.

EXPLICATION DE LA Xme. TABLE.

On voit dans cette figure la chaise-lit (§. §. 646, 656, 661.) représentée dans une position oblique, posée sur les pieds avec leur escabeau, et le dossier baissé au quatrième degré *a* ; on y a joint l'avant-chaise *b*. Outre sa propre excavation, dans laquelle est assis l'accoucheur, on y glisse perpendiculairement les marche-pieds *d d* pour y être fixés dans leurs queues d'hirondelle, parce que la femme étant dans une position presque horizontale, et ayant les cuisses

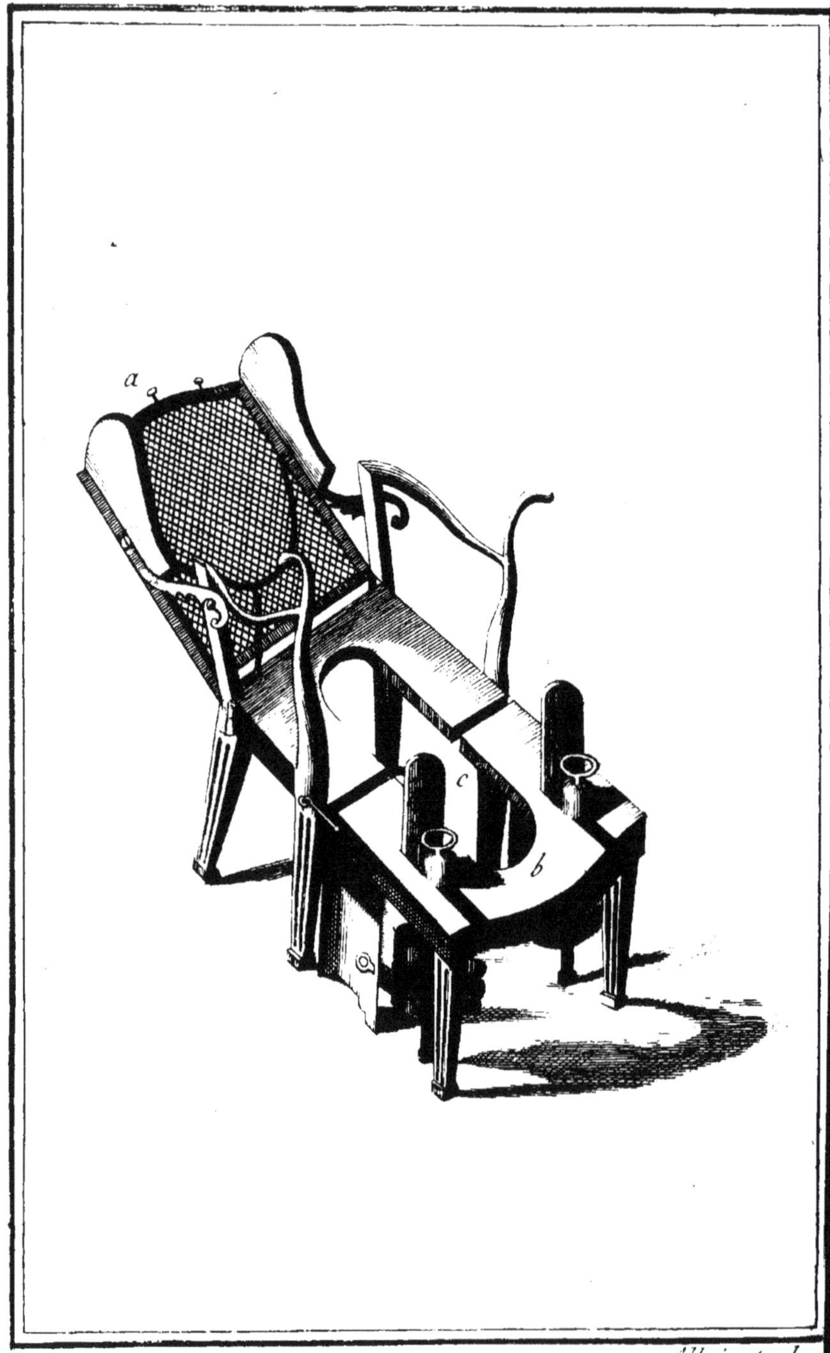

Allais Sculp.

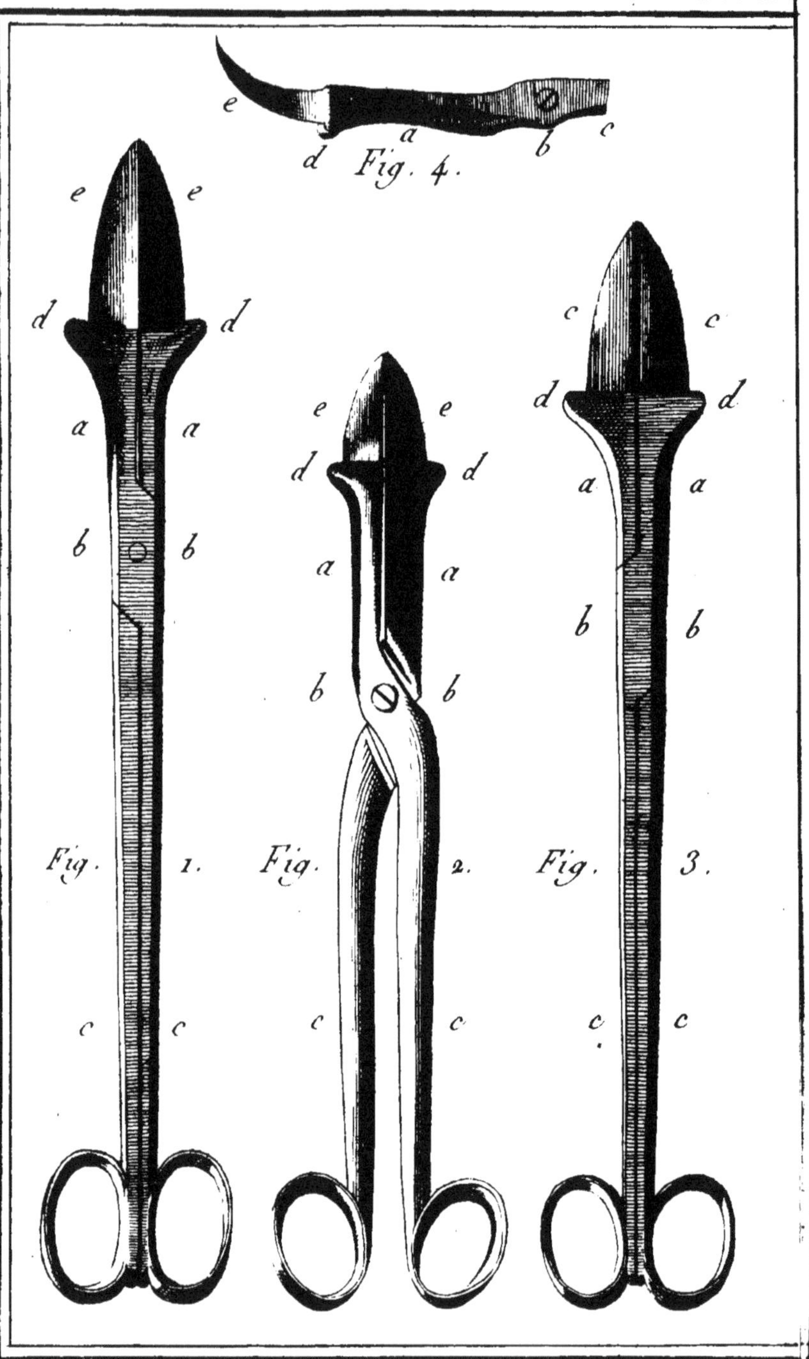

Allais sculp.

écartées, on n'a point de but pour qu'elle fasse valoir ses forces dans les opérations que l'on peut avoir à exécuter. Et aussitôt que la femme est accouchée, il n'y a qu'à enlever les marche-pieds, fermer l'excavation, et couvrir toute l'avant-chaise d'un matelas, pour, en cas de perte, pouvoir y laisser pendant quelque tems reposer la femme, qui peut être foible, avant de la mettre dans un lit; et si l'on remplit encore l'excavation avec son panneau ou sa planche d'accomplissement et avec son matelas, la chaise peut servir, dans tous les cas, pour y reposer.

EXPLICATION DE LA XIme. TABLE.

Cette table représente, sous un triple point de vue, un nouvel instrument trigonométrique, appelé *cliséomètre* (§. 72.) : cet instrument, dont on peut se servir commodément, même dans un corps vivant, est plié de deux côtés, développé d'un autre côté, et renferme une pièce courbée. De même qu'on peut mesurer avec cet instrument, sans cette pièce, dans un bassin desséché, l'angle du grand plan incliné antérieur et supérieur (§. 37.) du bassin, de même aussi on peut mesurer l'angle du petit plan incliné du détroit inférieur (§. 43.) On se sert aussi, dans la même intention, de la pièce dans un sujet en vie, mais avec moins de commodité, parce que ordinairement la partie charnue du périnée présente quelques obstables pour la mettre en place. Au reste, tout cet instrument est représenté par une double perpendicule qui, tant par l'usage naturel que l'on en fait par-devant, que par un usage contraire, c'est-à-dire, en l'employant par-derrière et d'une manière contre-nature, fait voir l'inclinaison du détroit du bassin.

FIG. I.

Cette figure représente un cliséomètre vu du côté droit, dans lequel on observe les parties suivantes. *a b* la ligne

K 4

d'inclinaison qui est assemblée auprès de *c*, au moyen d'une vis *d*, et avec la pièce courbée que l'on peut voir (*fig* 4.). *e* anneau entr'ouvert, et *f* anneau parfaitement fermé, qui servent tous deux à manier l'instrument. *g h* la lignehorizontale qui, près de *i*, roule sur sa charnière, et que l'on voit près de *k* avec sa vis particulière. *m n* la ligne perpendiculaire qui roule pareillement près de *o* sur sa charnière, et que l'on voit avec sa perpendicule *p*. On voit également le fil de la seconde perpendicule *q* qui est fixé par la petite coulisse *r*, ainsi qu'une portion de cercle *s*.

FIG. 2.

Vue de l'instrument plié du côté gauche, par lequel on remarque extérieurement les parties déjà observées, mais plus particulièrement encore les suivantes, savoir; la vis *t* sur laquelle se meut la ligne horizontale, comme la ligne perpendiculaire se meut sur celle *v*. *x* la petite coulisse qui affermit cette perpendicule (*fig* 1, *lettre p*.) *y* la portion de cercle placée en bas, qui peut être affermie avec la vis (*fig*. 1, *lettre l*), près de son développement derrière le petit corps ouvert *z* qui sert également pour marquer les degrés.

FIG. 3.

Elle montre, par des caractères semblables, le développement de toutes les pièces de l'instrument lors de son application, seulement la ligne perpendiculaire n'est pas élevée tout-à-fait verticalement dans sa charnière; de cette manière, on prendra aisément les inclinaisons en avant, mais si l'on veut connoître le degré d'inclinaison en arrière, on n'a autre chose à faire qu'à retourner l'instrument; alors la ligne perpendiculaire est en bas dans une ligne droite, et la seconde perpendicule joue, tandis que la première est fixée au moyen de sa coulisse.

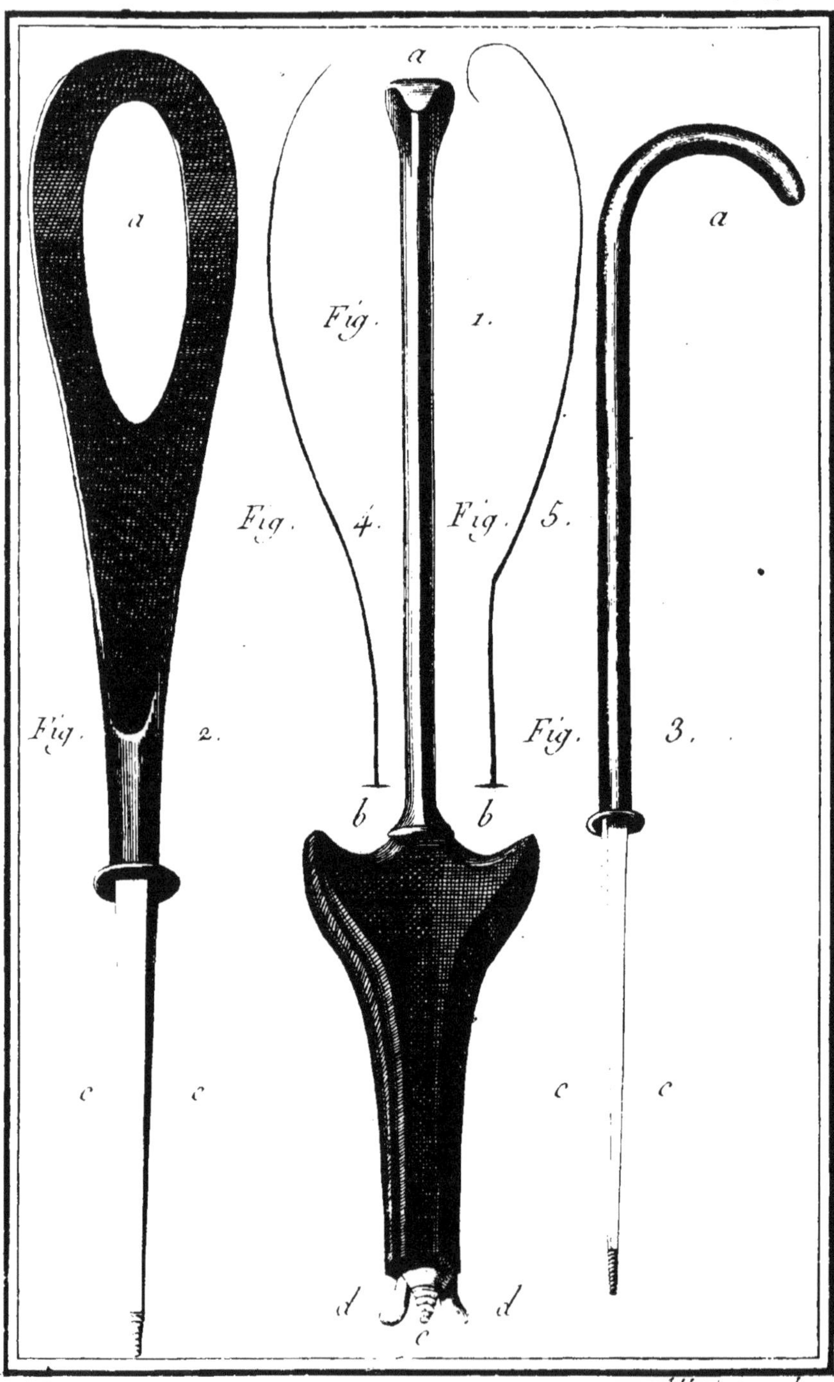

Allais sculp.

FIG. 4.

L'instrument représenté par cette figure sert à faciliter l'usage du précédent dans un sujet vivant, lorsqu'il se présente quelque obstable à son application. On enlève la dernière partie de la perpendicule droite, et on place en-dedans, tantôt à droite, tantôt à gauche, cette pièce courbée, pour mesurer de cette manière l'inclinaison en avant et en arrière. Nous nous occuperons plus au long de cet instrument, lorsque nous donnerons des préceptes pour le manuel de son application.

FIG. 5.

Un petit tire-vis qui se porte dans un étui, et que Schubart, mécanicien de l'Université de Marpourg, fait pour quatre écus d'Allemagne.

EXPLICATION DE LA XIIme. TABLE.

Cette table représente deux instrumens, qui sont le baramacomètre (§. 382.) et le céphalomètre (§. 460.) Ces instrumens, dont on se servoit déjà à Cassel, et que l'on emploie aujourd'hui à Marpourg, sont plus particulièrement utiles pour les démonstrations publiques de la théorie-pratique de l'art des accouchemens. L'un sert à faire connoître le poids et la mesure de l'enfant; l'autre, à mesurer les dimensions des différens diamètres de la tête.

FIG. 1.

Le baramacomètre, qui consiste en un ressort d'acier, replié sur lui-même *a*; en une portion de cadran *b* de laiton, divisé en quinze points pour autant de livres; en une balance d'enfant, portative, élastique, dont le bassin est en toile cirée *cc*, et qui, au moyen du cadran ponctué, fait connoître la grandeur et le poids de l'enfant.

FIG. 2.

Le céphalomètre, qui est un compas courbé dans l'une des branches duquel traverse un cadran divisé en pouces et en lignes, pour mesurer les différentes dimensions des diamètres de la tête d'un enfant nouvellement né. Nous décrirons plus particulièrement ces instrumens dans nos leçons, en les faisant voir; à présent nous nous bornerons à dire, que l'artiste que nous avons nommé plus haut, fait le premier pour cinq écus, et le second, pour deux écus d'Allemagne.

Fin de l'Explication des Tables de la première Partie.

TABLE DES CHAPITRES.

PARTIE THÉORIQUE.

SECTION III.

SECTION IV.

Fin de la Table de la première Partie.

L'ART D'ACCOUCHER.

TOME II.

www.ingramcontent.com/pod-product-compliance
Ingram Content Group UK Ltd.
Pitfield, Milton Keynes, MK11 3LW, UK
UKHW020547180726
13838UKWH00001B/90